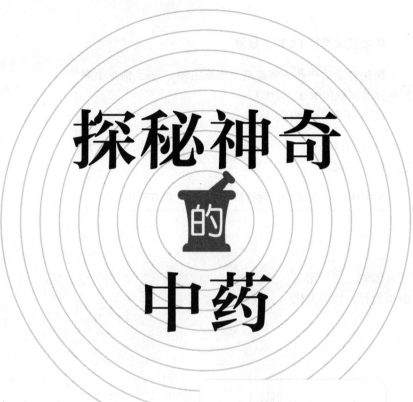

探秘神奇的中药

何志高　李　屹

- 主编 -

上海科学技术文献出版社
Shanghai Scientific and Technological Literature Press

图书在版编目（CIP）数据

探秘神奇的中药 / 何志高，李屹主编． 一上海：上海
科学技术文献出版社，2024
ISBN 978-7-5439-9042-5

Ⅰ．① 探 … Ⅱ．① 何 … ② 李 … Ⅲ．① 中 药
学 Ⅳ．① R28

中国国家版本馆 CIP 数据核字（2024）第 071672 号

责任编辑：王　珺
封面设计：留白文化

探秘神奇的中药
TANMI SHENQI DE ZHONGYAO
何志高　李　屹　主编
出版发行：上海科学技术文献出版社
地　　址：上海市长乐路 746 号
邮政编码：200040
经　　销：全国新华书店
印　　刷：商务印书馆上海印刷有限公司
开　　本：650mm×900mm　1/16
印　　张：16.5
字　　数：180 000
版　　次：2024 年 5 月第 1 版　2024 年 5 月第 1 次印刷
书　　号：ISBN 978-7-5439-9042-5
定　　价：38.00 元
http://www.sstlp.com

编　委　会

前言

INTRODUCTION

中医药在我国具有悠久的历史，为中华民族的繁衍昌盛做出了不可磨灭的贡献，更是当代社会广泛关注的焦点。在推进中医理论创新的同时，我们也要注重中药知识的普及和推广，让更多的百姓了解中药知识，提高对中医药的认同感。

在现实生活中，常会听到老百姓对中药材、中药饮片或者中成药说法不理解，这些是否就是中药呢？

我们所说的"中药"，并不只是在中国生长的草药，而是在中医药理论指导下，用以预防、诊断和治疗疾病以及康复保健的药物都可以叫中药。中药包括中药材、中药饮片和中成药。中药作为几千年来中华民族防治疾病的主要手段，充分而可靠地保证了我们的身体健康和繁衍生息，是中医学的重要组成部分。

那么，中药就是中医使用的药物吗？这个说法在古代是正确的，在现代是不准确的。因为在古代只有中医，使用的药物肯定都为中药。但是现代中医药院校培养出来的学生，不仅学习中医，也同时学习西医，临床开处方时可以中西药并用；同样非中医类别的医师，经过不少于一年系统学习中医药专业知识并考核合格后，遵照中医临床基本的辨证施治原则，也可以开中成药处方。所以在当代中药并不是中医的专利，把中药认为是中医使用的药物的说法具有局限性。

中药必须是在中医药理论指导下认识和使用的药物，有着独特的理论体系，因而中药也就有了独特的应用原则。关于这些药物的研究在古时就已形成了专门体系。因其中植物药占大多数，使用也最普遍，故称之为"本草学"。自《神农本草学》以后，后世涌现出了《唐本草》《证类本草》等许多本草专书；到了明代，李时珍著的《本草纲目》乃本草学集大成之作；至清代后期，西方医学传入中国，自然带来了与西医相适应的治疗方法，其中也包括药物。为了将西方的医药学和我们传统的医药学做区别，人们把西方传入的医学叫作西医，把西方传入的药学叫作西药；那么相对而言，人们把中华民族固有的医学叫作中医学，传统使用的药物叫作中药。时至今日，人们还习惯称其为"中药"。

民间有一种说法，认为"中药没有毒，西药有毒"，这是一种认识误区。药物的毒性是普遍的，但是服用药物后引起毒性反应则是不多的。药物是否会发生毒性反应主要取决于用量，就算是剧毒的砒霜，只要在安全剂量内，就不会引起中毒的毒性反应，相反的，就算是我们认为无毒的人参，如果用量太大，辨证不对，也会引起中毒反应。虽然中药的安全性相对比较高，但是毒性依然存在，不可小视。

所谓"良药苦口"，在大多数人的印象中，中药就是一碗味道极苦的药汤，但这貌似单一的口感，却由不同的味道混合而成，酸、苦、甘、辛、咸，五味不同，功效殊异。辛味能散、能行，也就是说辛味的药物能发散解表，还能行气活血，如麻黄、薄荷，可发散解表；如木香、川芎，可行气活血。甘味的药物能补、能缓、能和，如党参、熟地等补气养血的药物，能缓急止痛的甘草、饴糖，还有调药和中的甘草、大枣。酸味的药物能收、能敛，具有收敛固涩的作用，如山茱肉、五味子，而且酸味还有养肝的作用。苦味的药物能泄、能燥、能坚，像清热的、降痢的、通便的，还有燥湿的等，也属于味苦的，比如杏仁、大黄、黄芩、黄连、黄柏。咸味的药物能下、能软，即具有泻下通便、软坚散结的作用，如海藻、牡蛎、鳖甲等。

　　中药的发现与应用源远流长并经过了大量的临床实践，是人类长期与自然、疾病抗争的结果。实践表明，中医药不仅具有广泛的医学功效，而且可以应用于疾病的防治，还可以应用于亚健康人群的康复与保健，具有重要的现实意义。

　　为了更好地宣传中医药，普及中医药知识，本书通过上下两篇，对中药饮片及常用中成药的功效和应用及注意事项进行了形象且通俗易懂的分析，能够让读者更加轻松地了解中药相关知识，领悟中药的奥秘，为自己的健康保驾护航。

2024 年 4 月

目录
CONTENTS

下篇·中成药篇　　　　　123-247

中药饮片

中药饮片、中药颗粒剂和中药配方颗粒

　　什么是中药饮片、中药颗粒剂、中药配方颗粒？如何来区分呢？我们从这三者的定义来认识它们。

　　中药饮片：是中药材按中医药理论、中药炮制方法，经过加工炮制后的，可直接用于中医临床的中药。中药材经产地加工后，根据药材的性质和医疗的需要，把药材切成薄片、厚片、斜片、丝状、段状、块状等一定的规格，使药物有效成分易于溶出，并便于进行其他炮制及储藏和调剂等，这种中药材称为"饮片"。

　　中药颗粒剂：药材提取物与适宜的辅料或药材细粉制成具有一定粒度的颗粒状剂型。药材提取物是指由多味饮片通过水煎煮、醇提等方法将其变为浸膏备用。

　　中药配方颗粒：由单味中药饮片经水提、分离、浓缩、干燥、制粒而成的颗粒，在中医药理论指导下，按照中医临床处方调配后，供患者冲服使用。

从定义上，我们可以很容易地认识到中药颗粒和中药配方颗粒剂的物质基础是中药饮片，中药颗粒剂和中药配方颗粒在剂型上是一致的。从处方的灵活性而言，中药饮片和中药配方颗粒都可以根据患者情况进行药味和药量的增减。由中药饮片组成的汤药是"群药共煎"，而中药配方颗粒剂则是"单药提取"后"群药冲服"。

举例来说，外感风寒了，可以选择正柴胡饮的汤剂，也可以选择正柴胡饮颗粒或者正柴胡饮的配方颗粒。区别如下。

正柴胡饮的汤剂　主要组成是柴胡、陈皮、防风、赤芍、甘草、生姜，如果还伴有头疼，可以再加上川芎，出现恶心呕吐的情况，还可以再加上半夏。以正柴胡饮为基础，根据患者的具体情况辨证施治，增减药物形成最终的处方，然后这些药放在一起浸泡、煎煮后服用。

正柴胡饮颗粒　主要组成也是柴胡、陈皮、防风、赤芍、甘草、生姜，但它已经制成成药了，就只能根据它的适应证进行服用，如果还伴有头疼或恶心呕吐的情况，那么需要服用另外的药物进行对症治疗。服用非常方便，用开水冲服即可。

正柴胡饮的配方颗粒　主要组成和前面一样，但是可以根据患者情况进行药味的加减，将每个单味药颗粒剂混合后成为最终的处方，服用时和颗粒剂一样用热水冲服即可。

不论是中药饮片、中药颗粒剂或是中药配方颗粒都有各自的优势和短处。对于中药饮片来说，要进行煎煮，费时费力，但组方灵活，对症治疗，效果较好。中药颗粒剂服用较为方便，但要严格按照其适应证进行服用。配方颗粒剂既方便服用又可灵活组方，看似集合前面两者的优势，但中药配方颗粒的冲泡与中药饮片合煎的疗效是否相同尚未取得统一认识，但通过以往对药效学的研究，单味或复方中药配方颗粒的药效优于标准煎剂、药效与标准煎剂无显著差异、药效劣于标准煎剂的现象均有出现。

认识代煎中药

一、代煎的场地设施和煎药用具有什么要求吗？

1. 需要设置独立的煎药服务区域，周边环境卫生安全，无废气、废水、垃圾等污染源，有视频监控。

2. 直接与药物接触的煎药容器要选用耐腐蚀、不易与药汁起反应、不释放有害物质的材料，不得使用铝、铁和普通塑料制品。煎药袋的材质应无毒害、耐用、耐高温、有滤过功能并定期更换。

3. 煎药场所应当定期进行消毒，采用不会对设备和药物产生腐蚀和污染的消毒剂。

二、从事煎药岗位的人员需要满足什么条件？

1. 煎药部门负责人应具有三年以上煎药工作经历和管理经验，具有药学或中药学大专及以上学历，或者具有执业药师或中药师及以上专业技术职称，具体负责煎药业务指导、质量监督及组织管理工作。

2.质量员应具有中药学中专及以上学历或者具有中药学专业初级及以上专业技术职称，具体负责煎药质量管理。

3.中药处方调配过程中涉及的审方、调配、复核等人员，应符合如下要求。

（1）审核人员：执业中药师或者具有中药师及以上专业技术职称。

（2）调配人员：具有中药学中专及以上学历或者具备中药调剂员资格。

（3）复核人员：具有饮片鉴别经验，且具有中药师及以上专业技术职称或者中级及以上中药调剂员资格；中药老药工从事调配复核岗位工作的，应具有20年以上中药岗位工作经验。

4.上岗前及从业期间每年要进行健康体检，患有传染病、皮肤病或其他可能污染药品疾病的，不得从事本工作。

三、代煎饮片的质量和调配有没有保障？

1.承接医疗机构委托煎药业务的饮片生产企业，应使用自产饮片，不得外购中药饮片中间产品或成品。饮片需要存放于经评估检查合格的专用场地，定期开展养护工作，对饮片进出库记录台账和批号跟踪记录等措施保障饮片质量。

2.调配前会有处方审核人员对处方进行审核，处方审核合格后进行调配，调配人员会严格按医师处方进行调配，复核人员会对处方中药味和药量进行复核，复核无误后才进入煎药工序。

四、煎药的操作过程有哪几个步骤？

1. 浸药　一般使用 40℃ 以下温水浸泡至少 30~40min。

2. 煎煮　每剂药一般煎煮两次，将两煎药汁混合后再分装。一般药物煮沸后再煎煮 20~30min；解表类药物煮沸后再煎煮 15~20min；滋补类药物先用武火煮沸后，改用文火煎煮 40~60min。第二煎可比第一煎时用时稍短。在煎煮中会碰到注明先煎、后下、另煎、烊化、包煎、煎汤代水等特殊要求的中药饮片，应当按照规范要求或医嘱操作。

3. 分装　除另有医嘱外，一般儿童每剂 100~300ml，成人每剂 300~400ml，每剂按两份等量分装。

4. 清洗　每剂煎药结束，应及时洗净煎药设备、煎药袋和容器具，并用熟水或净水清洗包装机储液罐，严防混药和污染；每天煎药结束按规定做好清场工作。

五、煎药完成后汤剂的质量标准是什么？

1. 药料煎透度　汁浓味厚，色泽均匀，无可见异物。

2. 查看药渣　根块类药渣应无白心、无硬心。

3. 药液装量　每袋分装均匀，装量差异控制在 ±5% 以内。

包装质量　药液包装袋封口平整完好，无渗漏，无药汁污染。

煎药锅具的正确选择

"医生，我中药拿回去该怎么煎呀？用什么锅具比较好呢？"

临床上，我们经常遇到存在这些疑问的患者。那么面对家中的电热水壶、电饭锅、钢化玻璃器皿等形形色色的锅具和加热工具，我们到底该如何选择呢？

注意：煎药最忌使用铁、铝、铜等金属器皿。

这是因为铝和铁属于活泼元素，而且每种中药都含有几十种甚至上百种化合物，铝、铁与之结合后可能会发生多种化学反应，甚至可能导致中毒。尤其是新制的铝锅，表面还没有形成化学性质较稳定的氧化铝层，铝离子易进入药液中去，人体长期过多地摄入铝，有可能导致老年性痴呆。铜制器具中的铜离子食入后也会对人体造成损害。塑料和不锈钢制作的锅具也不宜使用。塑料制品不耐高温，而不锈钢锅具因传热过快，加之药物较多来不及搅拌，导致药材黏在锅壁。微波炉加热中药因难以控制火候、不便先后加入药材、难以及时观察等因素，也不建议患者使用。

煎药的首选容器是砂锅。

砂锅的主要成分是硅酸盐，化学性质稳定，受热均匀，传热缓慢，煎药时水分不容易蒸发，是煎药的首选。需要注意的是，因为硅酸盐砂锅骤然受热或受冷会形成裂纹。因此，刚用过的砂锅不要立即用凉水清洗，可在干木片或架子上放凉后再把药垢清洗干净；砂锅上的油污不能用洗洁精浸泡，以防污水渗入细孔中，可用淘米水浸泡烘热，再用刷子刷洗。

近几年，市场上出现了多种形式的全自动煎药壶，不需要专人看管，煎药时不会沸溢，不会焦煳，还有武火、文火之分，自动煎制，自动报警，自动断电，使用起来也比较安全。

但这里还需要提醒大家几个选择煎药壶时需要注意的问题。

1.煎药容器应选择全部由瓷器制成的，不宜选择金属容器或金属与陶瓷混合一体的容器，以免影响药效。

2.在煎药过程中能够实行"武火"与"文火"的转换，符合中药的煎煮要求的。

3.煎药器具与机体分离，便于清洗，并可免除因清洗发生水进入机内带电部位而破坏电器的安全性能。

中药剂型的选择

　　藿香正气方始见于宋《太平惠民和剂局方》，方由大腹皮、白芷、紫苏、茯苓（去皮）、半夏曲、白术、陈皮（去白）、厚朴（去粗皮，姜汁炙）、苦梗、藿香（去土）、甘草（炙）11味药组成，是解表化湿、理气和中的代表方剂，用途甚广。现今主要用于治疗外感风寒（寒湿）、内伤湿滞或夏伤暑湿所致的多种病症，可见恶寒发热、头痛身重、呕吐泄泻、胸膈满闷、舌苔厚腻等共性症状。市面上可以买到的藿香正气制剂太多了，有散剂、丸剂、水（酊）剂、合剂、口服液、片剂、颗粒剂、胶囊剂、软胶囊剂和滴丸剂，让人眼花缭乱，无从下手。

　　它们之间到底有什么不同？又该如何选择使用呢？

　　首先，我们来看常见的几种藿香正气系列制剂中的药物组成。目前市面上所售的藿香正气散、颗粒、胶囊、合剂、丸（水丸、蜜丸、浓缩丸）是在原方基础上加了大枣、生姜2味药，因此更适合胸膈满闷、咳嗽气喘和脾胃虚寒的人群。而藿香正气水、口服液、片、软胶囊和滴丸则是在原方基础上减去了苦梗，将白术换为燥湿作用更强的苍术，甘草、广藿香和紫苏叶，由药材换为提取物（甘草浸膏、广藿香油和紫苏叶油），芳香燥湿之力更强，因此更适合湿邪侵袭的"外感病证"。

其次，剂型对药物的释放和吸收会产生影响，甚至对药物疗效的发挥可以起到关键性作用。一般液体制剂，如汤剂、口服液、合剂等起效迅速，适合病情较重的患者；丸剂起效较慢，作用缓和，适合病情较轻或治疗时间较长的患者，但滴丸剂不同于其他丸剂，体内溶出速率快，起效快，可作为急救药品。由此可见，如果治疗外感的暑湿感冒，我们应该选择起效较快的藿香正气水（酊）、口服液、合剂、滴丸和软胶囊。对于儿童和吞咽困难者，宜选用液体制剂。对于害怕药味的患者，宜选用藿香正气软胶囊。出差、旅游者，宜选用携带方便的藿香正气软胶囊、滴丸。

最后，我们需要关注藿香正气系列制剂中是否含有乙醇。藿香正气水（酊）剂虽然具有起效快的优点，但由于其含有40%~50%的乙醇，因此要避免和头孢类、甲硝唑、替硝唑、呋喃唑酮等药物联合使用，以减少双硫仑样反应的发生。儿童、驾驶员、高空作业者、酒精过敏者、消化道溃疡者应尽量避免选用。对于糖尿病患者，还需注意避免选用含有蔗糖、蜂蜜、淀粉等会影响血糖的制剂，如颗粒剂、蜜丸剂、片剂。

藿香正气方虽然疗效确切，但也不是"神药"，不能包治百病，还是应该辩证使用。其主要适用于因外感风寒（寒湿）、内伤湿滞导致的"夹湿"感冒（或称胃肠型感冒），常表现为发热恶风、汗少体倦、头昏身重、胸闷泛恶、涕白痰黏、便溏泄泻等。如果出现发热汗多、口干、咽痛、流黄鼻涕、咳黄痰等热证时，则不应使用。

名贵中药的鉴识

冬虫夏草

【来源】

本品为麦角菌科真菌冬虫夏草菌 Cordyceps Sinensis（Berk.）Sacc. 寄生在蝙蝠蛾科幼虫上的子座及幼虫尸体的复合体，多为野生，多生于海拔 3000~4000m 高山草甸区的土壤中。近年来有人工培植品出现。

【性状鉴别】

幼虫尸体似蚕状，长 3~6cm，直径 0.2~0.8cm，表面深黄色至黄棕色，粗糙，背部有环纹 20~30 个，近头部的环纹较细；头部红

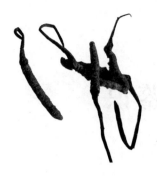

棕色，足 8 对，中部 4 对较明显；质脆易断，断面略平坦，淡黄白色。子座细长圆柱形，长 4~7cm，直径约 0.3cm；表面深棕色至棕褐色，有细纵皱纹，上部稍膨大；质柔韧，断面类白色，纤维状。气微腥，味微苦。

【鉴别要点】

1. 足 8 对，中部 4 对较明显，每对足之间有三个环纹。

2. 断面类白色，断面中间有条纹，类鸟状、V 字形或 U 字形。

3. 纵切面可见一条黑色条状纹。

4. 气微腥，似香菇味。

西红花

【来源】

本品为鸢尾科植物番红花 Crocus sativus L. 干燥柱头。又名"藏红花"。

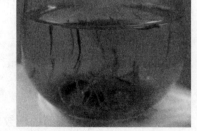

【性状】

本品呈线形，三分枝，长约 3cm。暗红色，上部较宽而略扁平，顶端边缘显不整齐的齿状，内侧有一短裂隙，下端有时残留一小段黄色花柱。体轻，质松软，无油润光泽，干燥后质脆易断。气特异，微有刺激性，味微苦。

【鉴别要点】

1. 热水浸泡，水溶液为金黄色。

2. 顶端边缘显不整齐的齿状，内侧有一短裂隙，浸泡后，捻之分层。

黄　芪

【来源】

本品为豆科黄芪属植物蒙古黄芪 Astragalus memebranaceus（Fisch.）Bge. Var. mongholicus（Bge.）Hsiao 或膜荚黄芪 A. membranaceus（Fisch.）Bge. 的根。

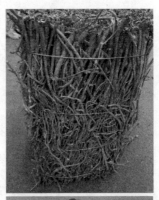

【性状】

本品呈圆柱形，有的有分枝，上端较粗，长 30~90cm，直径 1~3.5cm。表面淡棕黄色或淡棕褐色，有不整齐的纵皱纹或纵沟。质硬而韧，不易折断，断面纤维性强，并显粉性，皮部黄白色，木部淡黄色，有放射状纹理和裂隙，老根中心偶呈枯朽状，黑褐色或呈空洞。

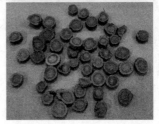

气微，味微甜，嚼之微有豆腥味。

【鉴别要点】

1.断面皮部黄白色，木部淡黄色，有放射状纹理和裂隙。

2.具有豆腥气。

人　参

【来源】

本品为五加科植物人参的根和根茎。

【性状】

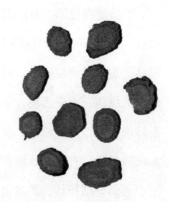

生晒参呈纺锤形或圆柱形，长3~15cm，直径1~2cm，表面灰黄色，上部或全体有疏浅断续的粗横纹及明显的纵皱，下部有支根2~3条，并着生多数细长的须根，根茎（芦头）长1~4cm，直径0.3~1.5cm，多拘挛而弯曲，具不定根和稀疏的凹窝状茎痕（芦碗），质较硬，断面淡黄色，显粉性，气微香而特异，味微苦，甘。

红参为蒸制品，全长 6~17cm，主根长 3~10cm，表面半透明，红棕色，偶有不透明的暗褐色斑块，具有纵沟，皱纹及细根痕，上部可见环纹，下部有 2~3 条支根，根茎上有茎痕，质硬脆，折断面平坦，角质样。

【鉴别要点】

1. 生晒参断面淡黄白色，粉性。

2. 有明显棕色环纹，有放射状菊花心。

3. 口尝味微苦回甘。

三 七

【来源】

本品为五加科植物三七的干燥根和根茎，根据部位分主根，筋条，剪口。

【性状】

1. 主根呈类圆锥形或圆柱形，长 1~6cm，直径 1~4cm。表面灰褐色或灰黄色，有断续的纵皱纹和支根痕。顶端有茎痕，周围有瘤状突起。体重，质坚实，断面灰绿色、黄绿色或灰白色，木部微呈放射状排列。气微，味苦回甜。

2. 筋条呈圆柱形或圆锥形，长 2~6cm，上端直径约 0.8cm，下端直径约 0.3cm。

3. 剪口呈不规则的皱缩块状或条状，表面有数个明显的茎痕及环纹，断面中心灰绿色或白色，边缘深绿色或灰色。

【鉴别要点】

1. 口尝味苦回甜。

2. 质地坚硬，整个三七不易破碎。

3. 俗称"铜皮铁头狮子骨"。

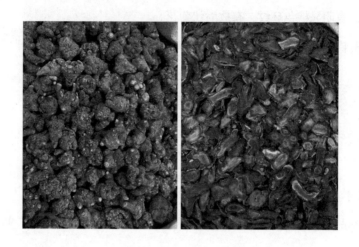

天　麻

【来源】

本品为兰科植物天麻的干燥块茎。

【性状】

呈椭圆形或长条形，略扁，皱缩而稍弯曲，长 3~15cm，宽 1.5~
6cm，厚 0.5~2cm。表面黄白色至黄棕色，有纵皱纹及由潜伏芽排列而成的横环纹多轮，有时可见棕褐色菌索。顶端有红棕色至深棕色鹦嘴状的芽或残留茎基；另端有圆脐形疤痕。质坚硬，不易折断，断面较平坦，黄白色至淡棕色，角质样。气微，味甘。

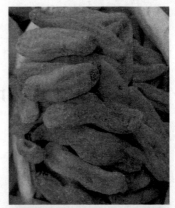

【鉴别要点】

1. 顶端有红棕色至深棕色鹦嘴状的芽或残留茎基，俗称"鹦哥嘴或红小辫"。

2. 一端圆脐形疤痕，俗称"肚脐眼"。

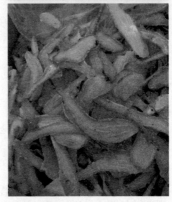

3. 表面黄白色至黄棕色，有纵皱纹及由潜伏芽排列而成的横环纹多轮俗称"麻点成环"。

单味中药之功效

补气要药话人参

人参，被归在补气药的第一位。

人参出自《神农本草经》："补五脏，安精神，定魂魄，止惊悸，除邪气，明目，开心益智。久服轻身延年。"被列为药中之上品。

人参甘甜之中夹带着些许苦涩，其性微温，上入心、肺经，中入脾经，下入肾经，为药食同源之佳品。人参的主要成分为人参皂苷及多糖，其中单糖人参皂苷 rh2 占万分之一，小分子易吸收。

1. 大补元气

人参功善大补元气，多用于挽救元气虚衰、脉微欲绝之脱证。

不论是大汗淋漓、大失血、大吐泻，或是久病、大病者单用即效。

探秘神奇的中药

《景岳全书》中所记载的独参汤，就是单用一味人参。

肺主皮毛，肺气虚弱，皮肤腠理毛孔开阖失司，汗液自出。有些人还多伴有短气喘促，这不仅是由于肺气虚弱所致，肾气不足也是原因之一。

人参既入肺经而长于补肺气，又入肾经，可助肾纳气平喘。但凡是肺肾两虚，咳嗽无力，气短喘促，声低懒言，咳痰清稀，自汗脉弱者，都可以用人参来作调理。并可酌加黄芪、五味子等益气、收敛、固涩的药材。

2. 健脾止泻

胃的主要生理功能是将我们吃下去的食物腐熟消化，而脾主健运，说的是将经胃消化的食物转运输布到五脏六腑，为身体提供营养支持。

脾胃虚弱，健运失司，脾脏无法顺利地将营养精微转运到各个脏腑，自然就只能从身体中排出，有句成语叫作"完谷不化"，其实说的正是脾虚腹泻。

人参入脾经，善补脾调中，鼓舞脾气，以助生化之源，为补脾益气之要药，与大枣、生姜、甘草合称为"脾四味"。与白术、茯苓、甘草等健脾益气的药材同用，即四君子汤。

3. 生津养血

人参不仅擅长补气，同样专长于生津。

人参善补脾益肺，脾主健运，为气血生化之源，肺乃主气之脏，兼可通调水道。脾肺元气充沛，可使气旺津生，为气津双补之品。多与石膏、知母同用，治疗气津两伤所致的气短、口渴、汗多等热证。

4. 安神益智

心五行主火，主神明，主血脉。心火旺盛，就容易蒸腾损耗心血，心神难以安宁，又怎能安然入睡？

人参不仅善补益心气、安神益智，还可益气生血。多用于治疗心气虚弱，心悸怔忡，胸闷气短，失眠多梦，健忘等症。多与当归、龙眼肉、酸枣仁等养血安神的药材同用。

人参为健脾益气，大补元气之要药，既善补脾益肺，又可治疗肺肾两虚所致的气短喘促，同时又是治疗心血不足所致的失眠、健忘之良药。

正常情况下，少量服用人参，安全有益，此外，人参性温，少量服用并无上火之虞。

那如果真的上火了咋办？

可将人参换用成党参，党参和人参的功效相似，但药性缓和许多，并无过补之嫌。

养胃良药之石斛

养胃良药——石斛。

1. 滋胃阴，清胃热

口干舌燥，胃部隐隐作痛，更有甚者，胃部还会有灼烧感。在中医看来，这些都是胃阴虚的典型症状。而探究胃阴虚之根本原因，主要就是缺乏津液。

那怎么会缺乏津液呢？中医认为，阴虚，则阳盛。胃阴虚，胃火自然就旺盛。当身体出现这些症状的时候，就是在向你发出警告，可能有胃阴虚的情况。

石斛是一味甘而微寒的药材，被历朝历代医家称为"养胃阴之要药"。石斛甘可以补，又入胃经。所以石斛可以益胃生津，滋补体内不足的阴液。

治疗胃阴虚时，石斛可以单用，也可以和一些滋阴清热的药材同用，诸如竹茹、麦冬等。

中医还认为，口走胃经。胃火不仅会在胃里折腾你，还会循着经络，直达口腔，所以就会觉得口干舌燥。

这个时候，用一点石斛，就如同久旱的大地迎来了甘霖，再加一些养阴生津清热的药材，诸如生地黄、麦冬、天花粉等效果会更好一些。

2. 滋肾阴，清虚热

石斛不仅入胃经，还入肾经。肾主骨，肾阴亏虚的人，骨骼往往会失去了肾气的支持而难以保持强健有力。中医称之为筋骨痿软。

这时候，可以拿石斛配上一些滋补肝肾、强健筋骨的药材，诸如熟地、山茱萸、杜仲、牛膝等。

肾阴虚久了，导致肾虚火旺，身体会有发热的感觉。然而这种热不同于普通的发热，这类人往往会觉得热气从骨头中冒出来，中医称之为骨蒸。对于此类虚热人群，可以拿石斛配上一些滋肾阴、清虚热的药材，诸如生地黄、黄柏、胡黄连等。

然而，石斛虽好，但不是人人都适合服用的。那么哪些人不适宜服用呢?

1. 湿气重者

因为石斛较为滋腻,一些体内湿气过重的人贸然使用,反而可能会加重自身湿气。

2. 虚寒体质者

石斛是一味偏寒的药材,对于虚寒体质的人来说,服用石斛后可能就会加重原本的虚寒,导致腹泻等不良反应。

3. 孕妇

虽然石斛具有补益价值,但并不适合孕妇服用,否则胎儿极易受到药物影响,会对胎儿智力和各项器官发育产生不利刺激,甚至出现胎气不稳和流产的严重后果。

4. 青少年

青少年正是人生中身体最好的时候,身体内阴阳调和正是最为平衡的时候。在这个时候盲目食用石斛,很有可能会打破这种平衡,反而会导致身体出现问题。

定风圣药之天麻

天麻出自《神农本草经》,古人习惯称之为"赤箭"。由于古人给中药起名多为象形,而天麻色偏红,长得像一根根箭似的,因此得名"赤箭"。后来直到宋代的《开宝本草》中才开始沿用天麻之名。

除此之外，天麻还有很多别称，诸如天麻因长于息风止痉，为治风之良药，又被称为定风草。

天麻主产于四川、云南、贵州等地，多于立冬后至次年清明前采挖，冬季采挖的称为"冬天麻"，开春后采挖的称为"春天麻"。

那么，天麻有哪些功效呢?

1. 小儿惊风

众所周知，小孩子比较容易发高烧，而且，小孩子阳气正旺，这一烧很容就烧到 39℃以上。

高烧往往就容易伴随惊厥，主要表现为突然的全身或局部肌群呈强直性和阵挛性抽搐，有的时候还会伴有意识障碍等症状。而惊厥的频繁发作或是持续发作，势必会影响到孩子的健康成长和智力发育。

惊厥是西医上的说法，在中医范畴中，证属"惊风"。此外，中医又根据发作的程度将之细分为急惊风和慢惊风。

所谓急惊风，说的是发作的时候身体的表征会猛烈一些，这主要是由于体内本就热毒积聚，再加上外感热邪入侵所致，热易生风。

相对而言，慢惊风的表现就会稍微平稳一些，慢惊风主要是由于身体虚弱，长期不能得到很好的保养所致。

因此，简单来讲，小孩子发高烧所致的惊厥，多属于急惊风。

既然名曰急惊风，那么治疗起来首当要平息了这股子"风"。

然而，我们这里所说的"风"和风湿病的"风"又不尽相同。急惊风的风具体来说是五脏六腑内的"风"，而风湿病的"风"说的是穿梭在我们骨子里的风。

这个时候，用点天麻再合适不过了。

天麻素来便有定风草之美称，其质甘润不烈，作用平和。专入肝经而平息肝风内动，善治各种惊痫抽搐，不论寒热虚实，皆可选用。若是想要效果更好一些，可酌加钩藤、全蝎等息风止痉的药材，即钩藤饮子。

若是小孩子惊风的症状较为平稳，证属慢惊风，我们上文已经说了，还是体虚的问题，因此当健脾补虚为主，可在天麻的基础上，加用人参、白术、僵蚕等补脾息风的药材，即醒脾丸。

2. 头痛眩晕

现在高血压的人越来越多了，我们知道，高血压患者血压飙升的时候，总会伴有头晕头痛的症状。然而中医没有高血压的说法，在中医范畴中，证属肝阳上亢。中医认为，肝为阴中之阳，为刚脏，肝气主升。肝阳太过，肝火旺盛，同样容易滋生内风，中医称之为热极生风。

肝气主升，肝风这么一来，肝气就容易升散太过，一股脑地全往上走，因此，高血压的人一激动就容易面红耳赤，更有甚者头痛头晕，因为气血都在往上翻涌。

天麻入肝经，既能息肝风，又可平肝阳，为治疗肝阳上亢所致的眩晕之良药。多与石决明、牛膝等平抑肝阳之药同用，即天麻钩藤汤。

3. 四肢麻木

有些人时不时地会有手麻脚麻的症状，虽不影响正常生活，但心里总有疑问。去医院做了一系列的检查之后，各项指标也均没有很大的异常。

其实四肢麻木大都和经脉不通有关联。

心主血脉，四肢却离心脏的距离最远，因此中医将四肢又称为四末。当人体内的经脉不通畅时，最先受影响的势必是离心脏最远的四肢，因此也就有了四肢麻木的症状。

天麻善通经络，但凡是四肢麻木、屈伸不利诸证，都可以选用天麻来改善。如果想要效果更好一些，可以加用川芎，共奏行气活血之效。

天麻不仅可以入肝经息内风而止痉，同用可以疏散外风。

一些人上了年纪，风湿病、关节炎的毛病都逐渐显现出来了，一到了雨天，问题更甚。

这个时候同样可以用点天麻，天麻功善驱散外风，而通经活络，多用于风湿痹痛、关节屈伸不利者。

单味天麻药单力薄，常常与秦艽、羌活等祛风湿药同用，共奏祛风通络之效。

天麻虽功效良多，但主要还是作为祛风之用，并无滋补之效，若想进补者切勿盲目选用。

五色草药马齿苋

马齿苋常生于田埂间、山路边或是庭院里，但凡是向着阳光的地方，马齿苋都可以肆意地生长。然而，这随处可见的马齿苋，真正了解其价值的人，其实并不多。

马齿苋，又名五行草。它的叶色青，梗色赤，花色黄，根色白，子色黑。五行俱占，功效自然不可小觑，那么，马齿苋到底有哪些功效呢？

1. 清肝明目

熬夜最易伤阴。我们的肝脏就像是一个血库一样。晚上本应该是休养生息的时候，可这个时候若是非要吊足了精神起来工作，势必要调动身体内的精血以维持头脑的清醒、四肢的麻利。若只是一两天熬夜倒也没什么，可长此以往下去，身体内的精血就容易遭到损耗，而"精血"在中医范畴中均属于"阴"。因此，也就有了熬夜伤阴的说法。

肝开窍于目，肝阴得损，阴不制阳，所以熬完夜，眼睛就容易干干的，那是因为我们的眼睛失去了肝血的濡养，同时，有些人眼睛还会又红又肿，那是因为肝火上攻于目。

马齿苋性寒，入肝经，功善清肝泻火而消肿，肝火即除，浮阳得泄，眼睛红肿的问题自然可以得到缓解和改善。

2. 清肝凉血

发为血之余，是说血液就像是涓涓的细流，可以濡养滋生我们的毛发，若是体内阳气过甚，或是热结于内而致血热，头发自然会先生为白。病因既然在血热，用药也应当以凉血为主，而非一个劲儿地补肝肾。有些年纪轻轻就长白头发的人，不要怀疑自己肾虚或是未老先衰，这种白发是血热，是由于你的肝火太盛，上冲头顶引起的。对付少白头，你吃补肾药的疗效还不如多吃马齿苋来得直接。马齿苋性寒而入肝经血分，尤善凉血，凡是血热所致的须发早白均可选用。

3. 除湿消疮

马齿苋入大肠经，而功兼散肺热、泻肺火。肺主皮毛。因此，我们身体上的各种痈肿、溃疡、湿癣，都和肺热有一定的关联。

马齿苋既善散肺热，走皮肤，又功兼解毒之效而走肝经血分，因此皮肤上的那些痈肿疔疮、湿疹、丹毒等皆可选用马齿苋，内服外敷皆效。

4. 凉血止痢

何为"痢"？简单讲，就是外因所致的肠道传染病。最常见的就是细菌性痢疾，症见发热、腹痛、腹泻、里急后重、排脓血样大便等症状。

马齿苋性寒而入大肠经，清热解毒、凉血止痢，为肠道病证属热证之要药，单用即效。就像是肠道的清洁剂一般，是各种肠道病的首选良药。

那什么是热证呢？

简单讲，诸如痔疮出血、细菌性痢疾、肠道息肉、实热便秘这些都是。

然而，马齿苋虽为药食两用之佳品，但其味偏酸，口感并不算太好，因此，在服用的时候可以加些许白糖，一来可以矫味；二来马齿苋味酸，白糖味甜，酸甘化阴，既补充了腹泻所损耗的津液，又兼具清热之功，一举多得。

那能不能用红糖呢？并不建议，因为红糖性温，并无改善血热之证。

此外，尿血、便血、崩漏同样都是血热所致，马齿苋也可选用。

马齿苋虽功效良多，但属寒药，是故脾胃虚寒而致腹泻者还需慎用；此外，马齿苋性偏滑利，易致胎滑，因此孕妇不宜服用。

解毒白花蛇舌草

白花蛇舌草，花色白，呈漏斗状，叶子窄条形就像蛇的舌头，故名白花蛇舌草。

白花蛇舌草主产于福建、广东、广西等地，通常生长在水田、地埂或是湿润的空旷地带。

那么白花蛇舌草有哪些功效呢？

1. 清热利咽

夏天天气炎热的时候，有些人的嗓子总是时不时地出现又肿又痛的问题。究其原因，主要还是因为暑邪袭肺所致。

中医认为，肺为娇脏，喜润勿燥。说的是肺娇滴滴的，喜欢湿润的环境，厌恶干燥的环境。暑邪性热，易损耗蒸腾肺中之津液。肺开窍于鼻，喉为门户，暑热损耗津液故致鼻塞、咽喉肿痛。白花蛇舌草味甘、性寒，甘可润燥，寒能清热，长于清泄肺热而利咽止痛。多与牛蒡子、玄参、射干等清热利咽的药材同用。

2. 肠痈腹痛

肠痈是中医的病名，在西医的范畴中，主要包括急慢性阑尾炎。

所谓阑尾炎，是指由各种原因所致阑尾管腔堵塞，或继发细菌感染而引发的炎症。

在中医看来，肠痈多由进食厚味、恣食生冷或暴饮暴食，以致脾胃受损，胃肠转化功能不利，气机壅塞而成；或因饱食后急暴奔走，或跌仆损伤，导致肠腑血络损伤，瘀血凝滞，肠腑化热，瘀热互结，导致血败肉腐而成痈脓。

不论是从西医角度，还是从中医视角，肠痈多为肠内久郁生热所致。

白花蛇舌草苦寒清泄，入大肠、小肠经，善清泻肠热而消痈散结，多用于治疗肠痈腹痛。

单味白花蛇舌草药单力薄，想要效果更好一些，可酌加败酱草、牡丹皮等清热泻火的药材同用。

3. 小便涩痛

有些人小便涩痛，在中医的范畴中多属热淋，而引发热淋的原因有很多，诸如饮食过于辛辣；或是酗酒太过，酿成湿热，酒易生热生痰；或是因心火亢盛，下移小肠；或是感受暑邪未及时清解，而导致湿热注于下焦；或是下阴不洁，秽浊之邪侵入下焦，酿成湿热；或是风热风寒之邪乘虚袭表，太阳经气先病，引动膀胱湿热之邪，邪气充斥于足太阳经和腑。

以上诸多原因都归结于湿热蕴结下焦，膀胱气化不利，而发生热淋。

白花蛇舌草为苦寒之药材，苦能降泄，寒可清热，入大肠、小肠经，功善利湿通淋而长于治疗小便涩痛等症。若是与石韦、车前草等利尿通淋的药材同用，疗效更甚。

4. 热毒痈肿

很多肿瘤患者的草药方里大都可以看到白花蛇舌草的影子。

中医在很早以前也已认识到，肿瘤的形成主要是由于正气不足，以致邪毒乘虚而入，蕴聚于经络、脏腑，导致气滞、血瘀、痰凝、毒壅的变化，而逐渐形成肿瘤。白花蛇舌草功善清热解毒、消散痈肿，为治疗外痈、内痈之常用药。

现代药理学研究也多有显示，白花蛇舌草对于消化系统肿瘤、肺癌、前列腺癌及宫颈癌等均有良好的治疗作用。

5. 毒蛇咬伤

白花蛇舌草还可用于解蛇毒，用于治疗毒蛇咬伤。

养血柔肝话白芍

白芍，初载于《神农本草经》，南北朝时梁代的陶弘景根据芍药花的颜色将之分为白芍和赤芍，但并未分用；到了唐末宋初，虽开始分用，但仍不明确；直到金代，医家成无忌言明，"白补而赤泻，白收而赤散"，说的是白芍善补益收敛，赤芍长于泻火散瘀。后世医家才开始将之分用。

1. 月经不调

肝主疏泄，在志为怒。老发脾气，爱生气的人，肝经的疏泄功能就会受到影响，肝气上不去，也下不来，全都郁积在体内，最常见的就是肝气郁结。

中医还认为，肝主藏血。说的是肝脏为人体的血库。肝气郁滞，就难以推动血液的运行，气滞血瘀，月经又怎么会下得来？所以，这就是月经不调、闭经的主要原因之一。

白芍的酸味中夹带着些许甘甜，性偏寒，中医素来就认为"酸甘化阴"。说的是酸酸甜甜的药材善滋补阴液，"望梅止渴"就是其中一个例子。因此，白芍主入肝经血分，尤善养血柔肝，调经止痛。多与当归、熟地等养血活血的药材同用，即四物汤。

2. 头疼眩晕

老爱生气的人肝气容易郁积在体内，就愈容易滋生内热，热极生风，因为病机在肝，因此也称之为肝风。

然而，这股子肝风并不是什么善茬，它不似微风，更像是狂风，将体内的气血都往上焦头目处席卷。

吵架总会争得面红耳赤，那是因为肝风将气血都往上涌。而人体之气血向上翻涌，势必就会出现头重脚轻的感觉，中医称之为"上实下虚"。因而，在吵过架之后，好多人都会有头疼眩晕的感觉。

白芍性微寒，主入肝经血分，功善滋养肝阴，肝阴充足，旺盛的肝阳自当遭到抑制，正所谓"壮水之主，以制阳光"，说的正是把阴液补足了，阳偏盛的症状自然得以改善。常常与滋阴潜阳的石决明和引火下行的牛膝合用。

3. 手脚麻木

一到冬天，有些人就容易有手脚麻木的困扰，去医院做了一系列检查后，却发现不了问题所在。其实手脚麻木的问题主要还是由于肝血亏虚，肝气郁滞所致。

中医认为，心主血脉，肝藏血。说的是心脏负责全身的血液运行，而肝脏是人体的血库。若是血库告急，加上冬季寒邪外侵，寒主收引，心脏调度起周身的血液势必得抠抠索索。而我们的四肢又离心脏较远，四肢缺少了血液的濡养，加上外感寒邪，气滞血瘀，自然手脚麻木。此外，常言"气急了手抖"，也是会时有发生。

肝为木脏，心为火脏，木可生火，而今怒火攻心，木助火势，灼伤津液，气血不足，而见手脚发抖。

白芍配伍上甘草，即张仲景的芍药甘草汤。其中，白芍味酸甘而善养肝血；甘草味甘性平而可缓急止痛，两药合用，酸甘化阴，又兼止痛之功效。

4. 肝郁胁痛

肝气郁结于胸中，肝气阻滞，肝血自然也难以顺畅，气滞血瘀，不通则痛。

白芍尤善养肝血，兼可行肝气而散郁结，把体内形同乱麻的气机捋顺了，气行血行，肝郁胁痛的症状自然得以改善。

单味白芍的药力毕竟有限，临床上多与柴胡、薄荷等疏肝解郁的药材同用，即逍遥丸。

5. 阴虚盗汗

为何会有盗汗？其实，盗汗者多因阴虚所致。

健康的人体内阴阳平衡，阴与阳相互制约着彼此。然而，阴虚者，体内阴不制阳，过盛的阳气就容易往外溢出，因此常常会有燥热出汗的症状。

这个时候若是贸然用一些清热的药材，的确可以清散上浮之虚阳，看似没有什么问题。然而，体内的阳气本是正常水平，之所以虚阳浮越主要还是阴有所不足所致，这个时候清除阳气，只会导致阴阳两虚。

因此，这个时候滋阴才是治本。白芍善养肝阴，为滋养肝阴之要药；此外，白芍兼具涩味而善收敛，补中有守，实为补敛并俱之良药。如果想要效果更好一些，可酌加养阴生津的生地黄和收敛止汗的浮小麦。

6. 表虚自汗

相对于"盗汗"，白天容易出汗称之为"自汗"。如果说盗汗大都由阴虚所致。那么自汗主要是由气虚所致。我们这里说的气虚，主要是营气虚和卫气虚。

营者，营养也，营气多指行脉中而提供营养的气；卫者，护卫也，所以，卫气多指防卫外邪入侵肌表之气。

卫气就像是守卫边关的将军，而营气就如同后勤补给。营卫不足，肌表自难固守，汗自而出。白芍善养肝阴而充营气以固卫气。多与黄芪、防风等益气固表的药材同用，即玉屏风散。

白芍的药用功效良多，属寒凉之药材，阳衰虚寒者还须慎用。

燥湿健脾之白术

脾胃出现了问题，首推白术。

1. 益气健脾

其实，我们平时常听说的吃多不胖或是喝水都能长肉，都有可能属于脾胃病。

先说吃多不胖，这类情况往往有可能胃火旺盛，消谷善饥，刚吃下去的食物还没来得及被身体吸收，就给消耗完了。所以，这类人不仅吃得多，还老容易饿，此外，食物因为大都被消耗了而少有为身体吸收，因此，这类人还长不胖。

《脾胃论》："有善食而瘦者，胃伏火邪于气分，则能食。"

再说喝水都会长肉的情况。脾主健运，脾虚则有失健运，体内痰浊而生，脾又为生痰之源，所以肥人多痰。

这类人，除了吃得少，容易长胖之外，没什么力气，脂肪多，肌肉少，也就是我们常说的"虚胖"。

《脾胃论》："脾胃俱虚，少食而肥，虽肥而四肢不举。"

除了"虚胖"，老是腹泻，吃什么拉什么，平时易感乏力、疲倦，主要还是因为脾胃气虚，运化无力所致。

这个时候，拿点白术来调理一下脾胃尤为适合。

白术是一味甘温的药材，主入脾、胃经，功善和中益气，健运脾胃，为治疗脾虚诸症之要药。

《本草汇言》："白术，乃扶植脾胃，散湿除痹，消食除痞之要药。脾虚不健，术能补之；胃虚不纳，术能助之。"

2. 燥湿利水

有些人不经意间发现自己下肢水肿，起初不当回事，可越发严重，甚至走路都会气喘。

中医称之为脾病下流乘肾，脾五行属土，肾五行属水，土克水，致水湿内停，水道不利，症见下肢水肿，小便不利等。

白术甘温苦燥，功善燥湿利水，温脾化饮，一来通调水道，将内停之水湿通过小便的形式排出体外，以治其标；二来健脾助运，使脾脏转运。

3. 固表止汗

有些人老爱出汗，没动几下就一头的汗，这主要还是因为脾气虚弱，肌表不固所致。

这种情况，单味白术固表止汗之力有限，因此，常常配上黄芪、防风，三药联用，常见玉屏风散。

4. 健脾安胎

脾主升清，胃主降气，若是脾胃升降有失，体内气机紊乱，则胎动不安。白术具有补气健脾而安胎之功效。

保胎时，单味白术药单力薄，须对症而加减用药；若有内热者，可加黄芩，以清热安胎；若有气滞胸腹胀满者，可酌加苏梗、砂仁、陈皮等，以理气安胎；若是胎气不固、腰酸腹痛者，宜多用杜仲、续断、菟丝子等，以补肝肾、固冲任而安胎。

此外，在古代，白术，苍术统称为"术"，《神农本草经》将"术"列为上品。到了魏晋南北朝时期，陶弘景按其形态、药材性状及使用方法，将术分为白、赤两种，但功用未分。直至宋代的《本草衍义》才明确将白术、苍术分开。金代的张元素对白术、苍术的功能主治加以论述，才使二术分开，并沿袭至今。

那白术和苍术到底有何区别呢？

两者都具有健脾益气、燥湿利水之功效，不过白术偏于健脾，苍术偏于燥湿。

白术虽好，然而并不是人人都适合使用白术的，以下人群需慎用：
1.阴虚内热者；2.津液亏耗燥渴者；3.气滞胀闷者。

鼻渊要药之白芷

白芷始记于《神农本草经》，位列药之上品。

白，说的是白芷的颜色；芷，说的是白芷为草本类药材，又因其味浓郁幽香，令人温而止步，故得名"芷"。

那这小小的一味白芷，到底有哪些药用功效呢?

1. 牙痛头痛

牙痛不是病，痛起来要人命。偏头痛的问题也大都由风寒湿邪所致。

寒邪容易损伤阳气，凝滞收引体内气血运行，气血运行不畅，气滞血瘀，不通而痛。

湿邪最为黏滞，也最为沉重，所以，湿邪犯体的人，大都有头重眩晕的感觉。

不论是牙痛，还是头痛，大都是风邪携带着寒邪、湿邪入侵肌表所致。

这个时候，不妨用一点白芷。

白芷具有浓郁的辛香之味，辛香之味可以行散，主入肺经，而肺主皮毛，是故，白芷首先可以将肌表腠理的风邪发散出去，诸邪少了风邪这个载体，病证自然会减轻不少。其次，白芷性温，温可祛寒。

体内的风寒湿邪俱除，头痛、牙痛的症状自然也得以改善。

2. 鼻塞流涕

每每季节更替之时，正是感冒高发之时，一旦感冒，常常会伴有鼻塞流涕的症状。

这主要是由于外感风寒或是风热入侵，久而化热，邪热循经上攻于鼻窍。

白芷味辛温，气芳香，性善走窜通窍，主入肺经，鼻为肺窍。是故，白芷功善宣通肺气，升举阳明清气，而通鼻窍。

3. 疮疡肿毒

白芷不仅可以内服行散风寒湿邪，同时，也为外科常用药。

一些人疮痈初起，而症见红、肿、热、痛者，就可以选用白芷来行散疮痈，

疮痈多因气血瘀积而成。白芷辛香走窜而透邪，能行能散，打开皮毛，排出脓液。

如果想要效果更好一些，可酌加金银花、蒲公英等清热解毒，散结消肿的药材。若是疮痈已化脓溃破，可加用皂角刺等消痈排脓的药材。

4. 寒湿带下

一些妇女有白带增多的问题。而白带，多属"湿邪"的范畴。中医认为，辛香的药物大都具有燥性，芳香的药材又多能化解湿邪。

白芷味辛香浓郁，功善燥湿，为治疗白带增多之常用药。多与黄柏、车前子等燥湿止带的药材同用。

5. 燥湿止痒

有些人皮肤瘙痒反反复复，总是好不透，究其原因，皮肤瘙痒多因风邪、湿邪俱攻于内所致。风为百病之首，湿邪最为黏腻，白芷辛温，功善燥湿止痒，为除风湿止瘙痒之常用药。

6. 祛斑除臭

有些老年人上了年纪后，身上多见老年斑。其实这些所谓的"老年斑"主要是由于老年人阳气虚衰，难以推动体内气血运行，而致气滞血瘀。因此，我们常讲的老年斑，多为血瘀导致。

白芷辛香之味可入肌表，善行散肌表之血瘀，为化瘀祛斑之良药。可酌情加当归等养血活血的药材同用，疗效更佳。

此外，白芷浓郁幽香，多为用来除臭之良药。

白芷功效良多，为止头痛、牙痛，宣通鼻窍，消痈排脓，祛风除湿之良药。但白芷是辛温燥烈的药材，所以阴虚血热，或是气血亏虚者应当谨慎使用。

疏热清肝之薄荷

薄荷最早产于欧洲大陆，广泛地为人们所用。在古希腊和古罗马，人们喜欢在节庆时佩戴用薄荷编制的花圈；去中东地区旅游，当地的人会奉上一杯浓香的薄荷茶送给来自远方的客人，来消除旅途中的疲倦；再比如，有些人习惯在自家门口放上一些薄荷叶，象征着欢迎宾客光临之意。

在我国关于薄荷的记载，最早见于汉代著名文学家扬雄编著的《甘泉赋》中，书中记载汉武帝曾在甘泉宫内种植薄荷。

而薄荷入药的记载最早见于《唐本草》，那时古人就已经知道采集薄荷供食用和药用，后来随着需求量增加，便大量栽培，还培育出了不少品种。

《本草纲目》中关于薄荷的特征、栽培分布与用途作了详细的记载："薄荷，人多栽莳，二月宿根生苗，清明前后分枝，方茎赤色。其叶对生，初时形长而头圆，及长则尖。"

不难发现，这小小的一味薄荷，既为西方人所追捧，又广受东方人喜爱，那它到底有哪些药用功效呢？

1. 疏散风热

小孩子生性好动，容易出汗，外衣一会儿脱下一会儿又穿上，外感的燥热就有机可乘，肺开窍为鼻，喉为门户，在体合皮，燥热就容易从鼻窍、腠理、咽喉而入。燥热入肺而伤及肺阴，灼伤津液，炼而为痰，症见咳嗽、咳痰。

薄荷味辛性凉，入肺经，辛能行散，凉可清热，既善行散已入侵之外邪，又可清体内的燥热，以防灼伤津液。

2. 清肝明目

肝开窍于目，老是有眼睛红肿的问题，首先得好好想想自己的生活习惯是不是有问题？

如果迫不得已，非得熬夜，不妨给自己泡上一杯浓郁的薄荷茶。薄荷轻清升散，善清利头目，性凉又长于清解内热，实为清肝明目之良药。

3. 清利咽喉

燥邪同热邪一样，容易损耗体内的津液，而滋生内热。因此，一到秋季有些人就容易滋生口舌生疮的问题。薄荷入肺经，善清解内热，以防津液损耗，津液充足，内热不得滋生，又怎会有口舌生疮的烦恼？

此外，薄荷清香，又善清新口气，为改善口臭之良药。

4. 透发麻疹

脸上长痘痘不消散，可以用点薄荷。薄荷辛香善走，又入肺经，肺主皮毛，薄荷善透散肌表腠理未发之麻疹。

5. 疏肝行气

现在的生活节奏越来越快，人们的学习、工作压力也与日俱增。好多人对"996""007"的工作模式早就习以为常，加班成了常态，不敢休假，更是每个身在职场人的真实写照。

肝主疏泄。然而，一个人的情志长时间得不到抒发，肝气就容易郁堵在胸中。

薄荷入肝经，味辛而善行散，为疏肝行气解郁之常用药。常用的逍遥丸中，就含有薄荷，可以缓解人的情志损伤。

薄荷功效颇多，为药食两用之佳品。但是薄荷是辛凉发散的药材，容易耗伤津液，是故阴虚血燥、肝阳偏亢、表虚多汗者须慎用。

温补筋骨补骨脂

补骨脂产于云南、四川等地。山坡上、小溪边、田野边都可以看到补骨脂的影子。

补骨脂原名"破故纸",又叫"婆固脂",其原是外来的物种,来自外藩,漂洋过海而来,蕃人称其为补骨鸱,音译而来则为"破故纸"。李时珍也在《本草纲目》中讲:"补骨脂言其功也。胡人呼为婆固脂,而俗讹为破故纸也。"

补骨脂的果实与韭菜子十分相像,是故又叫"胡韭子"。在坊间,还有不少老百姓称之为"破裤子"。

那么,这小小的一味补骨脂到底有哪些药用功效呢?

1. 遗尿尿频

遗尿尿频的问题从何而来?

《素问》有云:"膀胱者,州者之官,津液藏焉,气化则能出矣。"说的是膀胱有津液之腑,州都之官之称,其主要功能是贮藏水液,经过气化之后排出小便。

而人随着年龄渐长,阳气渐衰,而肾先天之本,是故,肾阳先衰。而肾与膀胱互为表里,肾阳虚衰,膀胱气化不利而致开阖有失,因此而症见尿频。

随着现在物质条件越来越好,人民的伙食也是日渐丰富,然而过食辛辣肥甘厚味,增加了脾胃的负担,就容易滋生湿邪,加之久郁生热,湿邪裹带着热邪下移膀胱，膀胱气化不利，发为癃闭，也就是我们常讲的前列腺增生，膀胱内的尿液无法顺利排出，只能不停地存积着，但是膀胱内的容量毕竟还是有限的，待到尿液超过膀胱的储存上限时，就会自行溢出，也就出现了我们刚刚讲的遗尿的症状。

这个时候，不妨用上一些补骨脂，补骨脂性温，主入肾经，善温补肾阳，肾阳得温，阳足则阴液得以气化；补骨脂的温燥之性还兼可燥湿，以改善湿邪下注之证。可与乌药、益智仁等温补肾阳的药材同用，即缩泉丸。

2. 腰膝冷痛

人随着年龄的渐长，腰腿的问题逐渐暴露，当我们步入中老年之后，每当远足、旅行、登山等体力运动的时候，多少都会觉得力不从心。

究其原因，还是由于肝肾亏虚所致。肾藏精主骨，肝藏血主筋。筋骨问题大都和肝肾息息相关。

而补骨脂一听这个名字，大家多少都能猜到这是一味有利于我们筋骨的药材。事实也是如此，补骨脂善补肝肾而强劲筋骨，为温补筋骨之常用药。如果想要效果更好一些，可加用杜仲、牛膝等补肝肾、强腰膝等药材。

3. 肾虚作喘

很多老年人会有虚喘的问题，出门还没走几步路，就气喘吁吁，总觉得气吸不到顶。

有人会觉得虚喘的问题和肺息息相关，然而，肺主的是呼吸的有无，而呼吸的深浅归肾掌管。

肾主纳气。肾精充实，呼吸自然可以很深。补骨脂滋补肾精，填益精髓，充实先天之本，人的根基充实了，呼吸才可以有深度。

4. 五更泄泻

五更大约是凌晨三点至五点。更泄泻说的是人经常天蒙蒙亮的时候，腹部作痛，欲泻难忍，肠鸣即泻，泻后则安，所拉的大便几乎都不成形，呈糊状，其中还夹有未消化的食物。

中医认为，"五更泄泻"主要是由于肾阳虚衰所致。人到老年，体质大不如前，体内的阳气日渐虚衰，加之肾为先天之本，日久终致肾阳不足而成。须知，泄泻日久，肾阳不足，命门火衰，不能温煦脾阳而腐熟水谷，脾胃健运失司，加上夜半黎明未至之时阳气尚弱，阴寒较盛，是故症见腹部作痛，肠鸣即泻。

补骨脂善温脾肾之阳，既可回补命门之火，以作一身阳气的根基；又可温补脾阳，以助脾胃腐熟健运水谷。

单味补骨脂治疗五更泄泻毕竟药力有限，常与肉豆蔻、吴茱萸、五味子等温补脾肾、收敛固涩的药材同用，即四神丸。

5. 白癜风，斑秃

补骨脂不仅可以内服，外用还可用于改善白癜风和斑秃。

补骨脂虽功效良多，但并不是每个人都适用的。补骨脂是温燥之品，阴虚燥热或是内有实热者还须慎用。

燥湿健脾之苍术

苍术，可能很多人会觉得陌生，"术"为药之上品，直到南北朝时期的陶弘景在《本草经集注》中才有了赤、白术之分，其言"赤术叶细无桠，根小苦而多膏"，而陶弘景所讲的赤术正是苍术；再到后来的《证类本草》中才开始用上了苍术这一药名。

苍术主产于江苏、湖北、河南，又称为茅苍术。苍术喜欢凉爽的气候，既耐寒又耐旱，多在地质疏松肥沃的沙土上生长。因此，你常常可以在山坡上、灌木丛中以及一些干燥的土地上看到苍术的影子。

那么，这小小的一味苍术到底有哪些药用功效呢?

1. 脘腹胀满

如今是个营养过剩的年代，过食辛辣肥甘厚味之品，脾胃的负担突然加重，运化不及，水谷精微全都堆积于脾胃中焦，酿而成湿，湿阻中焦，是故症见脘腹胀满，食欲不振。

此外，现在的人运动量又少，久坐久卧，脾胃困顿，痰湿由此而滋生。

这个时候不妨用上一些苍术，苍术主入脾胃经，善燥脾胃之湿而化脾胃之痰，壅盛于中焦的痰湿化解了，脘腹胀满的症状也就得以缓解了。

2. 泄泻

水谷精微郁积在脾胃，难以转运至五脏六腑，而这些水谷精微总要找寻出路。又因体内滋生的湿邪本质为水，水性趋下，是故，这些水谷精微就容易从下而出，因此而见脾虚泄泻之症。

所以，说到底，脾虚泄泻终是痰湿淤积在中焦所致，因此，这里同样可以用上一些苍术来改善。

3. 水肿

人上了年纪之后，身体的各个部位都容易出现水肿的症状。究其原因，主要是由于随着人的年龄渐长，身体内的阳气逐渐虚衰，须知，阳气有温煦推动的作用，以助体内的气血津液正常运行。若是阳气不足，气血津液的运行势必缓慢，日久则可引发局部的瘀堵而见水肿。

苍术辛散温通，既可化散体内瘀滞之水湿，加之其温性可助阳气的滋生，为治疗体衰水肿之常用药。

4. 风湿痹痛

中医认为，人之所以会得病，主要是外邪入侵所致。而邪气又主要分为六种：风、寒、暑、湿、燥、火。

风邪排在最前，前人常讲，风为百病之长。外界的诸邪均可以搭载风邪这趟顺风车入侵人体，风邪更像是疾病的载体，不得不防。

此外，还得严防死守的就是湿邪。为何？因为湿邪最为黏腻，黏在我们的脏腑、肌肉、筋骨之间，很难将之消除殆尽。

所以大家可以去看，有些人一遇上阴雨天，就容易关节痛、肩颈痛、腰膝痛等等。正是因为风邪湿邪趁虚而入了，加之湿邪属于阴邪范畴，在阴冷、潮湿的天气最是活跃。风湿之邪入侵到体内，凝滞气血，气血运行不畅，不通则痛。

苍术味辛性温，辛能行能散而去风邪，以断疾病的来路；而其温燥之性可祛湿邪。

5. 头身疼痛

在季节交替之际，最易受凉受冻而感冒，寒邪搭载着风邪入侵，上袭头目，或通行周身。

寒邪最易损伤体内的阳气，气血失温，则通行缓慢，久而久之，则见气滞血瘀，还是不通则痛的道理。所以这里用上一些苍术，一来是祛风，二来则是为了散寒。

6. 夜盲

苍术尚有明目之功效，为治疗夜盲症之常用药。

7. 芳香辟秽

苍术的气味芳香，又能辟秽，坊间每于夏历端午节用苍术与艾叶在室内同燃，用以辟疫。

现代药理学研究表明，此法确能起到抑制和杀灭病毒和细菌的作用。因此，苍术在此次的新冠肺炎防治中也得到广泛应用。

文章写到这里，可能有人要说了，苍术和白术的功效似乎非常相近。其实还是有区别的，白术因健脾而燥湿，苍术因燥湿而健脾。

此外，苍术虽功效良多，但也并不是所有人都适用苍术。苍术辛燥而温通，最易伤津耗液，阴虚燥热者慎用。

凉血止血侧柏叶

侧柏叶，始记于《名医别录》。功能凉血止衄、清肠凉血、清肺止咳、生发乌发、清热解毒。

1. 凉血止衄

侧柏叶味苦、涩，性微寒，寒能凉血，涩善收敛，又入肝经血分，既善凉血热而治血热妄行以治其本，又功兼收敛止血以治其标。

《别录》："主吐血、衄血。"多与生地等凉血止血的药材同用。

2. 清肠凉血

痔疮是非常常见的肛肠科疾病，通常由于肛管或直肠下端的静脉丛充血或淤血并肿大，易出现排便时出血、疼痛、肛门瘙痒等症状。

中医认为，但凡伴有红、肿、热、痛等症状，大都是湿热所致，所以痔疮也大抵属于湿热范畴。

湿热在大肠稍作停留，终将流转于肛门处，而肛门又为大肠之锁钥，湿热难以直出于门外，因此肛门势必得承受住全部的湿邪和热邪。

久而久之，湿热在体内蓄积成毒，有毒必然外形，因此，不生痔于肛门之内，必生痔于肛门之外，也就是我们常说的内痔和外痔，如果两者都有，那就是混合痔。

侧柏叶味苦而性寒，入大肠经。苦能燥湿，寒可清热，长于清肠热而燥湿，功兼凉血而治妄行之血液。如果想要效果更好一些，可酌加槐花、地榆等清肠凉血止血的药材。

3. 清肺止咳

肺为娇脏，喜润恶燥，因此，火邪、燥邪最易侵犯肺脏，肺中之津液受到火邪、燥邪的影响而蒸腾，越发的稀少而黏稠，最终成痰，所以肺有储痰之器之称谓。这也就是中医常说的生热则易生痰。

侧柏叶入肺经，其苦寒之性长于清泄肺热，又兼具祛痰止咳之功效，但凡是肺热咳嗽，痰黄稠难咳的症状都可选用。如果担心单味侧柏叶药效有限，可酌加黄芩、瓜蒌等清肺化痰的药材同用。

4. 生发乌发

长白头发，是每个人都难以回避的话题，也是每个人自然衰老的正常现象。有的人年纪轻轻的，却一头白发。有的人刚过而立之年，头发却所剩无几。

中医认为，发为血之余，肝主藏血，若是肝阳上亢，损及肝阴，阴血余力不足，自难向上濡养头发，头发一旦失去了阴血的支持，自然就会枯槁、脱落。

侧柏叶善入肝经血分，可将其制成酊剂外用，多用于治疗血热血虚所致的脱发、须发早白诸证，功善乌发生发。

5. 清热解毒

将侧柏叶捣烂外敷，治疗丹毒、疖腮、烫伤等外科疾病。《本草正》："善清血凉血。捣烂可敷火丹，散疖腮肿痛热毒。"侧柏叶虽功善清热凉血而治疗血热诸证，然，《本草正》中有言："多食亦能倒胃。"

所以侧柏叶不能久服，需中病即止。

探秘神奇的中药

开窍宁神石菖蒲

菖蒲，多生长于山涧泉流附近的石缝中，是故又得名"石菖蒲"。

前人多在古文献中称菖蒲"一寸九节者良"，因此，菖蒲又被称为九节菖蒲。

宋代大文豪苏东坡就曾说过：菖蒲"濯去泥土，渍以清水，置盆中可数十年不枯。虽不甚茂，而节叶坚瘦，根须连络，苍然于几案间，久而益可喜也。"

菖蒲虽无牡丹之艳，无莲花之秀，无月季之香，却深得人们喜爱，与兰、菊、水仙誉为"花草四雅"。

菖蒲的叶子，挺直而狭长就像是钟馗斩妖除魔的宝剑，民间常将菖蒲当作辟恶除邪之物。每逢农历初五的端午节，大家除了吃粽子、赛龙舟以外，不少人家还有挂菖蒲的习惯，以求"辟恶除邪"。

那菖蒲具体有哪些功效呢？

1. 神昏癫痫

癫痫，俗称羊癫风。你可能没见过，但一定听说过。

所谓癫痫，即好端端的一个人，突然意识丧失而倒地，蜷缩着身子，身体或强直，或痉挛。同时，多伴有尖叫、面色青紫、尿失禁、舌咬伤、口吐白沫或血沫、瞳孔散大。整个发病过程持续数十秒或数分钟。时间虽短，但症状着实吓人。然而，癫痫是西医的说法。在中医的认知中，癫痫多属痰症。

中医认为，脑为至清至粹至纯之腑，为真气所聚，维系经络，协调内外，以主元神。脑清则神志清明，主持有度；脑为髓海，水谷精微及肾精所藏。清灵之脏腑喜静谧而恶动扰，易虚易实，是故神伤窍闭是癫痫发作的主要原因之一。

癫痫虽属痰症，但并不同于我们以往讲的脏腑之痰，而是心窍之痰。所以，若是选用常规的化痰药并不合理。

菖蒲主入心经，味辛、苦，辛可行散，苦善降泄。是故，菖蒲长于开心窍、醒神志，为开窍宁心安神之要药。

此外，菖蒲温通苦燥，兼可祛湿化浊，为治疗痰湿秽浊之邪蒙蔽清窍而致神志昏乱之常用药。多与郁金、半夏等化痰开窍药同用，即菖蒲郁金汤。

2. 健忘失眠

人一上年纪，记性就大不如前了，明明刚刚想好过会儿准备去干嘛的，一个转身，又把事给忘了。

除此以外，老年人的睡眠质量也大大下降，睡眠很浅，半夜里有一点点的动静就容易惊醒，然后就再也睡不着了。

其实不论是老年人的健忘也好，失眠也罢，大都是由寒邪困扰所致。老年人的身体机能本就不如年轻人，阳气也相对弱一些，寒邪就容易偏盛，寒主收引，是故肾水虚而不能上升制约心火，心火不能下降温煦肾水，久而久之，心阳偏盛而热灼津液，酿而成湿，炼而为痰，痰湿淤堵，以致心肾不交，而症见健忘失眠。

这个时候，不妨用点菖蒲。菖蒲辛开苦降温通，味芳香而善走窜，功善交通心肾，为治疗老年人健忘失眠之常用药。多与茯苓、远志等交通心肾的药材同用，以增强安神之功效。

3. 耳鸣耳聋

现在耳鸣的人还真不少。尤其是到了晚上，静悄悄的，可耳朵里却老嗡嗡作响。夜深而人不静，这谁受得了？其实耳鸣是一种非常常见的症状，主要是由于听觉机能紊乱所致。

耳鸣的问题常常伴随着其他疾病一同滋生，多受疲劳、休息、月经以及头部微循环改变等因素影响而变化。

耳鸣有虚实之分。中医讲，实则泻之，虚则补之。说的是实证当泻，虚证当补。虚者多以肾虚为主，肾开窍于耳，这个时候当以补肾为主，可选用枸杞子、菟丝子等药材。若是实证耳鸣，必须先祛除病邪，邪去则病安，如不顾虚实，一味大量进补，可能起到相反的效果，于病无益。菖蒲就是一味治疗实证耳鸣的良药，其辛开苦降之性，尤善化痰开窍。

4. 不思饮食

夏季多雨，所以一年四季之中，夏季的湿气最重。中医认为，湿性最为沉重，也最为黏腻。

所谓沉重，说的是人体感受湿邪后，多见头重如裹，周身困重，四肢酸懒沉重，关节疼痛重着等症状。这是因为湿邪侵袭肌表，留滞于经络关节，使人体的正常生理功能受到阻碍，营气和卫气不能调和的缘故。

所谓黏腻，是说我们人体感受湿邪而引起的病证病程较长，缠绵难愈。

有些人一到夏季，胃口就不佳，明明都已经到了饭点了，可没有食欲，肚子也胀胀的。这主要还是湿阻中焦所致。

中医认为，湿浊蕴结肠中，久郁生热，湿热交结而邪毒亢盛，灼伤津液，胃阴得损而升降失常，中气败损。因此而症见不思饮食。

菖蒲入胃经，功善化湿浊而醒脾开胃，为治疗痰湿瘀阻中焦而不思饮食之常用药。多与厚朴、苍术等化湿行气的药材同用。

值得注意的是，菖蒲虽为开心窍，化痰浊，醒脾胃之良药。其终究是一味辛温的药材，因此，阴虚或是阳亢，或是烦躁汗多者还需慎用。

利尿排石车前子

车前草，遍布全国各地。不论是田地间，还是山林里，或是小路旁都随处可见。

古时候，多以牛车、马车为交通工具，车前草就像是路边普通的野草一般，挡在车马之前，因此而得"车前"之名，此外，当道、马舄、牛遗说的也都是车前草。

然而今天我们要讲的主角不是车前草，而是它的种子——车前子。车前子始记于《神农本草经》，被列为药之上品，在科学文明不发达的古时候，是为寻常百姓家所常用的养生却病之良药。

那如此不起眼的车前子到底有哪些功效呢？

1. 小便涩痛

人上了年纪，身体的问题逐渐多了起来，最常见的莫过于尿急尿频，有些人起初并不把它当回事，可日复一日，问题非但没有改善，还出现了小便淋沥涩痛等问题，这才紧张起来。尿急、尿频、尿痛等问题主要是由于尿路结石所致。

有些人利用手术的方法将体内的结石取出，可几年一过，结石的问题又死灰复燃。

须知，手术的确可以让一些重症患者尽快摆脱结石的困扰。然而，手术只能治标，难以治本，因为手术改变不了人的体质。这就好比潮湿的木头上容易长蘑菇，你把蘑菇摘了，没过多久，木头上依旧会重新长满蘑菇，就是这么个道理。

尿路结石是西医的说法，在中医的认知中，尿路结石属于"石淋"范畴。

所谓石淋，说的是小便涩痛，尿出砂石。中医又将之称为砂淋、沙石淋。

那好好的，泌尿系统怎么会有结石呢？

中医认为，石淋的问题，主要是由于湿热下注所致。湿气重浊、黏腻，加上湿气本为水所化生，水性趋下，体内的湿气容易携带着郁热往下焦跑。热邪灼伤津液，煎熬为砂石，淤积于膀胱、尿道之中，因此而多见小便滞涩不畅，或是点滴而出，或是小便伴有涩痛。

车前子甘寒滑利，性专降泄，主入肾经，功善清热利尿通淋。

车前子的利尿功效就好比给膀胱引来了一大股水源，给整个泌尿系统来了个彻彻底底的冲刷。一来可以清解里热，引内热从小便而出；二来随着尿量的增加，一些细小的砂石也容易随之而出。然而单味车前子药力毕竟有限，多与木通、滑石等利尿通淋的药材同用，疗效更甚。

2. 暑湿泄泻

夏季多雨，所以，一年四季之中，夏季的湿气也是最重的。中医认为，湿性多黏腻、沉重。而我们的脾脏喜燥恶润，因此，湿邪最容易积聚侵袭脾脏。

众所周知，胃的主要生理功能是负责消化腐熟我们吃下去的食物，再将水谷精微通过脾转运至五脏六腑，以提供营养支持。湿困脾胃，脾的转运功能和胃的消化功能都受到了不同程度的影响。

不仅如此，水谷精微不能上达五脏六腑，势必只能从下找出路，而症见腹泻。

所以，好多人一到夏天就没啥胃口，即便到了饭点，也没什么食欲。其实不是你不想吃，而是你的脾胃负担不了。非但吃不下，还老腹泻，其实就是湿浊阻碍了脾胃转运所致。

这个时候不妨用一点车前子。车前子功善利水湿，分清浊而止泻，单用即效。若是想要效果更好一些，可酌加茯苓、泽泻等利水渗湿的药材。

3. 目赤肿痛

有些人早上起床，发现自己的眼睛又红又肿又痒，不仅如此，眼屎还多。要是实在痒得难受揉一揉眼睛，那就肿胀得更厉害了。

中医却认为，目为肝窍。眼睛出现了问题，大都和肝息息相关。

肝为刚脏，肝的阳气非常旺盛，非但旺盛，还容易过头，诸如肝火上炎、肝阳上亢说的正是肝阳过盛的情况。

然而，肝又主藏血。说的是肝是人体的血库。肝火旺盛的人，容易蒸腾损耗肝血。肝经连着眼睛，肝血亏虚，自然眼睛难得濡养，是故而见目赤肿痛之症。

车前子味甘性寒，入肝经，善清肝火而奏明目之功。非但如此，车前子还兼具补益之效，有些老年人因年龄渐长，肝肾亏虚而多见目昏目暗，视物不清同样可以用车前子来改善。若是目赤肿痛者，宜加用菊花、决明子等清肝明目的药材；若是肝肾不足所致的目昏目暗者，可加用白芍、熟地等养血敛阴的药材。

4. 痰热咳嗽

夏季除了湿邪，暑邪同样猖狂。

中医认为，肺为娇脏，喜润恶燥，其华在皮，开窍为鼻，喉为门户。

暑邪容易通过皮肤上的毛孔、咽喉、鼻窍等侵袭入肺，热病伤津，津液损耗，炼而成痰，全都聚积在我们的肺里。是故，肺素来就有"贮痰之器"之称。

暑邪犯肺所致的肺热咳嗽多为热痰，痰多黄绸。车前子味甘性寒，兼入肺经，为清肺化痰止咳之良药。多与川贝母、黄芩等清肺化痰的药材同用。

最后，作一简单总结，车前子上入肺经而善清热化痰止咳，中入肝经而长于泻火明目，下入肾经而擅利尿通淋排石，实为药食两用佳品。

不过车前子终为清泄之品，但凡内伤劳倦，阳气下陷，肾虚精滑或是内无湿热者还须慎用。此外，车前子是种子类药材，入煎剂时需要包煎。

清热润肺川贝母

春去夏来，到了季节变换的时节，昼夜温差变化也渐渐增大，老年人、小朋友以及孕妇等易感人群往往很容易发生咳嗽、咳痰等症状。小时候一碰到咳嗽，家中老人都会做一盅加了川贝的冰糖炖雪梨，甜甜的汁水小朋友尤其爱吃，爱吃归爱吃，但是并不是每次都能止住咳嗽，有时候吃了十几个都不见好，反而加重了，那这究竟是怎么回事呢？川贝究竟有没有止咳的作用呢？

1. 咳嗽的分类

并不是所有的咳嗽病因都来源于肺，中医认为咳嗽可分为外感咳嗽和内伤咳嗽，比如着凉、环境因素、疫疬时邪等都属于外感咳嗽，饮食、情志、其他脏器的疾患等都属于内伤咳嗽。咳嗽主要分以下几种证型。

（1）风寒袭肺证：这类咳嗽主要表现为咳嗽声重，气急咽痒、咳痰稀薄色白。

（2）风热犯肺证：这类咳嗽主要表现为咳嗽频剧，气粗或咳声音哑，喉燥咽痛、咳痰不爽、痰黏稠色黄。

（3）燥邪伤肺证：这类咳嗽主要表现为干咳少痰或无痰，咽干鼻燥，咳甚胸痛或痰黏不易咳出。

（4）风盛挛急证：这类咳嗽主要表现为干咳无痰或少痰，咽痒，痒即咳嗽或呛咳阵作，气急，遇外界寒热变化，异味等因素突发或加重，多见于夜卧晨起。

（5）痰湿蕴肺证：这类咳嗽主要表现为咳嗽痰多，咳声重浊，痰白黏腻或稠厚或稀薄，在清晨咳痰加重，因痰而咳，痰出咳缓。

（6）痰热郁肺证：这类咳嗽主要表现为咳嗽气息粗促，或喉中有痰声，痰多，痰质黏厚或稠黄，咳吐不爽，或有热腥味，或吐血痰，咳时引起胸痛，面赤。

（7）胃气上逆证：这类咳嗽主要表现为阵发性呛咳、气急，咳甚时呕吐酸苦水，平卧或饱食后症状加重。

（8）肝火犯肺证：这类咳嗽主要表现为上气咳逆阵作，咳时面红目赤，咳引胸痛，可随情绪波动增减，烦热咽干，常感痰滞咽喉，咯之难出，量少质黏，或痰如絮条。

（9）肺阴亏虚证：这类咳嗽主要表现为干咳，咳声短促，痰少黏白，或痰中见血，或声音逐渐嘶哑。

2. 哪些咳嗽可以使用川贝

川贝因其"形如聚贝子，故名贝母"，是止咳化痰的一味良药，其性寒味微苦，能够清肺化痰、润肺止咳，可用于肺虚、久咳、虚劳咳嗽、燥热咳嗽、干咳少痰、咯痰带血、肺痈等。对于风热燥咳、干咳少痰、阴虚劳咳比较适合。由于川贝属寒性，因此对风寒咳嗽效果不佳，有时还会加重咳嗽的症状。因此风寒袭肺及痰湿壅肺的咳嗽不建议使用川贝。

3.哪些止咳制剂含有川贝

止咳制剂中经常会看到含有川贝的制剂，常见的有川贝枇杷露、川贝枇杷糖浆、蛇胆川贝胶囊等（表1）。在使用这些止咳药前，应辨证论治，找到咳嗽的原因，对症用药；在使用时注意使用量、使用频次；使用后，若咳嗽仍无好转或加重，应及时就医。

表1　常见的含川贝的止咳制剂

制剂名称	川贝含量	功效	用法用量
川贝止咳露 （川贝枇杷露）	0.5g/100ml	止嗽祛痰。用于风热咳嗽，痰多上气或燥咳	口服。一次15ml，一日3次；小儿减半
川贝枇杷糖浆	4.5g/100ml	清热宣肺，化痰止咳。用于风热犯肺、痰热内阻所致的咳嗽痰黄或咯痰不爽、咽喉肿痛、胸闷胀痛；感冒、支气管炎见上述证候者	口服。一次10ml，一日3次
川贝雪梨膏	/	润肺止咳，生津利咽。用于阴虚肺热，咳嗽，喘促，口燥咽干	口服。一次15g，一日2次
治咳川贝枇杷滴丸	0.78g/g	清热化痰止咳。用于感冒、支气管炎属痰热阻肺证，症见咳嗽、痰黏或黄	口服或含服。一次3~6丸，一日3次
治咳川贝枇杷露	0.7ml/100ml		口服。一次10~20ml，一日3次
蛇胆川贝软胶囊	0.43g/g	清肺，止咳，除痰。用于肺热咳嗽，痰多	口服。一次2~4粒，一日2~3次
蛇胆川贝胶囊	0.98g/g		口服。一次1~2粒，一日2~3次
蛇胆川贝散	0.86g/g		口服。一次0.3~0.6g，一日2~3次

血家圣药之当归

当归这味药材，在中药中知名度颇高。提及当归，最先令人联想到的一定是其补血的功效。

1. 补血

当归被历代医家称为血家圣药，其补血的功效也家喻户晓，但凡与"血"相关的疾病，都会用上当归。有一种说法，叫十方九归。

中医认为，气为血之始，血为气之母，气能行血，血能载气，益气可以生血，气旺则血生。所以在治疗一些面色萎黄，血虚贫血的人群时，除了使用当归外，常会加上一些黄芪，譬如《内外伤辨惑论》中的当归补血汤（当归、黄芪）。

2. 活血

孙思邈在《千金翼方》中称当归为"妇人面药"。

中医认为，体内气血瘀阻，气血不畅，久而久之就形成了斑，最常见的就是我们常说的老年斑，在中医看来，这些都是瘀血的产物。用当归活血去斑，效果奇佳。

《医宗金鉴》中有一个方子叫桃红四物汤，尤善治疗此类瘀斑。

3. 调经

当归既能补血，又能行血，还擅长调经止痛。所以一直以来，当归有着"调经要药""血中气药"之称。当女性月经不调、经闭、痛经、产后腹痛等一些症状产生时，就可以用当归来进行调理。

4. 止痛

当归治疗的疼痛，大致分为两种：其一，是因血虚而痛，身体里的血液消耗得太过，就不足以濡养肌肉筋骨，这个时候，身体就会以疼痛的方式来提醒你，该补补血了。其二，是因血瘀而痛，身体内一旦有了血瘀，不通则痛，通则不痛。因此轻则长斑，重则疼痛。当归具有活血化瘀止痛的功效，这个时候，用一点当归活血祛瘀，再加一些白芍柔肝止痛，可以协助当归养血而止痛。煮水来喝，疼痛的症状自然就会缓解。

5. 润肠通便

有一种便秘是因为肠道内津液减少，津液有润滑的作用，一旦津液变少了，排便的时候就会感到干燥费力，中医有个很形象的举例，称其为无水行舟。

当归具有润肠通便的作用，还不会损伤人体正气，所以，当归尤其适合用来治疗一些老年人和一些大病或久病人群的便秘问题。

那么哪些人群不宜使用当归？

1. 月经量多

当归有活血的作用，若是月经量已经很多的女性，应当要慎用当归，否则容易造成月经量来得更多。

2. 腹泻

当归具有润肠通便的作用，对于一些正在经历腹泻的人群，再服用当归，只会加重腹泻情况。因此，大便溏泻者要忌用。

探秘神奇的中药

补虚解毒之蜂蜜

人类食用蜂蜜的历史可谓是源远流长。早在公元前11世纪，殷墟甲骨文中就出现有"蜜"字。屈原在《楚辞》中也有提及"瑶浆蜜勺"和"柜粢蜜饵"，说的是当时的人们多将蜂蜜酿制的蜜酒和甜点，作为贵重礼品或贡品来相互馈赠。《三国志》中也曾有过记述："使黄门至官中藏取蜜渍梅"，是说人们利用蜂蜜制作果脯食用。到了晋代，郭璞在《蜜蜂赋》中有载，"灵娥御之（蜂蜜）以艳颜"，讲的是晋代女子直接用天然蜂蜜抹面，护肤美容。

然而，蜂蜜的用途和价值远不止于此。

公元前3世纪的手写帛书——《五十二病方》中就多有记载使用蜂蜜治病的药方；公元前2世纪，我国第一部中药学著作《神农本草经》就把蜂蜜列为药之上品，称其"久服强志轻身，不饥不老，延年"。而后，东汉医圣张仲景在其《伤寒论》中记下了世界上最早的栓剂——"蜜煎导方"，用来治疗体虚多病者的便秘之症，又在《金匮要略》中，介绍了以"甘草粉蜜汤"治"蛔腹痛"。到了晋代，医药学家葛洪在《抱朴子》和《肘后备急方》中，多有记载包含蜂蜜的外用处方，诸如"五色丹毒，蜜和甘姜末敷之"；再比如"目生珠管，以蜜涂目中，仰卧半日乃可洗之，生蜜佳"；抑或是"汤火灼已成疮，白蜜涂之，以竹中白膜贴上，日三度"等等，不胜枚举。

南北朝时期著名医学家陶弘景在《神农本草经集注》中将蜂蜜作了

细分。他称高山岩石间采集的为石蜜，树木蜂巢所作的是木蜜，土中蜂巢所作的名曰土蜜，还有就是养蜂人家所产的就是白蜜；并在《名医别录》中对蜂蜜赞誉有加，说久服能"延年神仙"，还说，"道家之丸，多用蜂蜜，修仙之人，单食蜂蜜，谓能长生。""年逾八十而壮容"。说法虽有些夸张，但也直白地道明了自己对蜂蜜的钟爱之情。

直到明代，李时珍在《本草纲目》中对蜂蜜作了系统的总结，"蜂蜜，入药之功有五：清热也、补中也、润燥也、解毒也、止痛也。生则性凉，故能清热；熟则性温，故能补中；甘而平和，故能解毒；柔而濡泽，故能润燥；缓可去急，故能止心腹、肌肉疮疡之痛；和可以致中，故能调和百药而与甘草同功"。

那么，我们平时常吃的蜂蜜到底有哪些药用功效呢？

1. 补中缓急

众所周知，中药大都味道苦涩，令人难以下咽，所以，这也是很多人抗拒服用中药的原因之一。蜂蜜味甜，味甘能补，加之其主入脾、胃经，功善调补脾胃中焦虚弱，尤善用于体虚多病或是大病初愈，素体正虚者。故古籍中记载的丸剂大都是以蜜丸为主。

一来，丸剂多用于慢性疾病或是顽疾，所以用的药味大都峻猛，佐以蜂蜜可补益中焦正气，免受药性所伤。

二来，可以调味，药物虽是治病之用，但毕竟是通过口服入体的，所以口感也是有中药的感觉。

蜂蜜味甘，既能调补脾胃，又能缓急止痛，可用于中焦虚弱、脾胃疼痛等症。

诸如《药性论》中就讲，单用蜂蜜兑水顿服可以改善卒心痛，若是证属虚寒者，可酌加桂枝、干姜等温中通脉的药材，以温中补虚而止痛；若是胃痛吐血，可与生地汁同服。

2. 润肺止咳

肺主气司呼吸，主宣发肃降。说的是，肺通过把体内的浊气排出体外，再把外界的清气吸入体内，一呼一吸之间，完成体内外气机的转运。

秋冬之季，天气渐渐转凉，也日渐干燥。一呼一吸之间，也把外界干燥的气机吸入肺脏，肺脏中的津液就会一点一点地损耗，肺阴受损，喉为肺之门户，是故，先见咽干咽痒，总想咳嗽，但却几乎没有什么痰。

蜂蜜入肺经，善滋补肺阴而润肺止咳。为治疗肺虚久咳，肺燥干咳，津伤咽痛之常用药。若是肺燥干咳无痰，胸闷胁痛，咽喉干燥，可加用苦杏仁等止咳平喘的药材；对虚劳久咳，咽燥咯血，胸闷气短，消瘦乏力者，可与人参、茯苓等健脾益气养阴的药材熬膏长服，如《洪氏集验方》中的琼玉膏。若是热病后期，余热尚扰，咽喉干痛，可与甘草熬膏同用，含化咽津，如《圣济总录》中的贴喉膏。

3. 润肠通便

便秘的问题困扰了太多的人，有些人即便是在厕所里坐上大半个钟头，任凭用尽了吃奶的力气，也依然毫无进展。

便秘的主要原因不外乎肺气虚弱无以肃降推动糟粕出肠道，或者是津亏无以载糟粕而出。中医形象地将之称为无水行舟，说的是肠道就像是一条干涸的河道一样，而糟粕呢，就像是搁浅的小船，死死地卡在河道上，一动不动。

然，便秘日久，肠道内的糟粕是越积越多，肠道为了给源源不断地后来者腾地方，势必就要对之前堆积的粪便进行脱水，所以，肠道内积压的粪便是越来越干，所以，大便也是越来越难解。

而蜂蜜质地滑润，功善润肠通便。于此，最早的文献记载始于《伤寒论》中的蜜煎导方。蜜煎导方为栓剂，直接从直肠吸收，既能润肠，又不伤脾胃。

若是血虚者可加用当归、肉苁蓉等温补润肠通便的药材；若是阴虚者可配麦冬、玄参等滋阴补液的药材同用。

4. 解诸药毒

蜂蜜因药性缓和，能调和诸药峻猛之药性，和甘草一样，既能起和事佬的作用而调和诸药，又可解诸多药物的毒性，是故，又有"药中国老""中药之王"的美称。李时珍也在《本草纲目》中讲蜂蜜"与甘草同功"。

大家有兴趣可以去看，仲景先师一些用上乌头的方子，诸如乌头汤、大乌头煎、乌头赤石脂丸、乌头桂枝汤等，大都用上了蜂蜜，为的就是解乌头之毒。

蜂蜜虽功效良多，但也并不是所有人都适用的。蜂蜜为滋腻之品，湿阻中焦、湿热痰滞、便溏泄泻者还须慎用。

苦王之草穿心莲

穿心莲，花形似莲花，其花蕊又穿心而过，因此而得名"穿心莲"。

穿心莲的味道是极苦的，不论是它的叶子、叶液、茎皮还是根都是苦苦的，是故，穿心莲又有"苦王"之称。坊间也多称其为"苦草"，只要浅浅地尝上一口，从此以后都会对它的味道记忆犹新。所以，也有人说只要含上一小片穿心莲细细的叶子，马上就能够感受到那种刻骨铭心的苦味直入心中，因此而得名"穿心莲"。

穿心莲主产于我国两广地区、云南、福建等地，它们喜欢生长在高温湿润的气候环境中。别看穿心莲"苦王"的称号多霸气，事实上，穿心莲长得很低调，尤其是野生的穿心莲像杂草一样生长，不特意去观察的话根本就发现不了或是很难发现。

然而，现如今，在市面上有一种名叫"穿心莲"的蔬菜，虽然名字相同，但两者完全不一样。用作蔬菜的穿心莲又名花蔓草，人们主要食用的是它的叶子，其叶片又大又厚，而且汁液还多，多清炒或是凉拌；而穿心莲的叶片又细又长，入药部位则是它的茎部，味道极苦，所以几乎没有什么食用价值。

那么，这不起眼的穿心莲到底有哪些药用功效呢？

1. 咽喉肿痛

中医认为，风阳化燥。须知，燥邪最易伤肺，因为肺喜润恶燥，而喉为肺之门户，燥邪最易通过我们的咽喉入侵，所以首见咽喉肿痛。

穿心莲味苦性寒，苦善通泄，寒可清热，主入肺经，穿心莲可清肺中燥热，而消咽喉肿痛。如果想要效果更好一些呢，可酌加板蓝根、射干等清热利咽的药材。

2. 口舌生疮

过食辛甘肥厚之味，若是超过了脾胃的转运能力，水谷精微就容易积聚在脾胃之中，久而久之就容易滋生内热，胃经又连着口腔，这股子胃火就会循着经络烧到口腔，是故而多见口腔溃疡、口舌生疮等。

穿心莲清热泻火之性同样可用于口舌生疮之症。也可与知母、金银花等清热泻火的药材同用，疗效更佳。

3. 顿咳劳嗽

顿咳，是一种流行于冬春之季的传染病，以五岁以下婴幼儿为多见。多以阵发性、痉挛性咳嗽和痉咳后伴有特殊的吸气性回声为特征，其病程较长，因此，又名百日咳。

中医认为，百日咳多由时行疫毒犯肺所致，肺气不宣，气郁化热，酿而成湿，化而成痰，痰湿阻于气道，气机上逆而成。百日咳的病程较长，久咳就容易伤及肺中经络，因此，百日咳常伴有咯血的症状。

穿心莲入肺经，既善清热解毒，又可化散肺中郁热，为治疗顿咳劳嗽之常用药。

4. 泄泻痢疾

穿心莲性味苦寒，中医讲，苦能燥湿，寒能清热，因此，穿心莲尤善用于破散湿热之邪。《草药手册》中就曾有记载，说穿心莲，水煎，每日一剂，可以用于治疗湿热痢疾。

5. 热淋涩痛

有些人小便涩痛，更有甚者，砂石结于泌尿系统之中，小便涩痛不说，还时常伴有尿血的症状。

小便的诸多问题中医将之统称为"淋症"，其中，小便涩痛在中医的认知范畴内属于"热淋"，而尿路结石，虽称之为"石淋"，但也是在"热淋"的基础之上。

中医认为，湿热之邪蕴积于下焦，灼伤津液，砂石而出，郁堵于尿道、膀胱等处因而小便涩痛，此外，砂石伤及泌尿系统中的细小血管，导致血尿。

这个时候不妨用上一些穿心莲，将其捣烂，加少许蜂蜜调味，开水冲服。也可加用泽泻、瞿麦等利尿通淋，清泄相火的药材。

6. 痈肿疮疡

穿心莲不仅可以内服，同样也可以外敷。身上起了痈疽疮毒，或红，或肿，或热，或痛。这个时候可以用上一些穿心莲来解毒消肿，捣烂后外敷即可。

7. 蛇虫咬伤

穿心莲还可以用于虫蛇咬伤。

穿心莲的功效良多，但并非所有人都适用。穿心莲是一味苦寒的药材，是故，脾胃虚寒者还须慎用。

补肝益肾话杜仲

杜仲，始记于《神农本草经》："主腰脊痛，补中，益精气，坚筋骨，强志，除阴下痒湿，小便余沥。"

李时珍在《本草纲目》中有云："昔有杜仲，服此得道，因以名之。"说法虽有些夸张，但其"服此得道"的说法早已深入人心，是故，杜仲又有思仲的别名。

到了清代，著名医家张志聪在其所著《本草崇原》中则写道："杜仲木皮，状如浓朴，折之有白绵相连，故一名木绵。杜字从土，仲者中也，此木始出豫州山谷，得中土之精，《本经》所以名杜仲也。"

那么，杜仲到底有哪些功效呢？

1. 肾虚腰痛

人一上了年纪，腰痛的问题就渐渐显现。须知，腰痛的问题，大都是和肝肾息息相关。中医认为，肾主骨，肝主筋，肾充则骨强，肝充则筋健。所以筋骨不利索，腰膝酸软，肝肾亏虚是主要原因之一。

杜仲味甘性温，主入肝、肾经，功善补肝肾而强筋骨，为治疗腰痛的要药，单用即效，前人素来就有腰痛不离杜仲之说。

或者想要效果更好一些，可加用补骨脂、胡桃肉等补肝益肾的药材同用。

2. 夜尿频繁

尿频的问题困扰了好多人，不少人担心起夜的问题，甚至影响夜晚的睡眠。

中医认为，尿频主要是由于肾气不足所致。肾与膀胱互为表里，肾气不足，膀胱开阖有失。众所周知，膀胱的主要生理功能是负责贮藏水液，然而，膀胱里贮藏的水液并非全是尿液，经过气化功能之后，可将膀胱中的清液向上输送到肺，重新为身体所用，剩下的浊液以小便的形式排出体外。

膀胱就像是一个水壶，肾阳就像是水壶下的那团火，肾阳不足，水壶里的水就烧不开，自然难以向上蒸腾，既然上不去，加上水性本就趋下，尿频之症由此而来。

那为何到了晚上，尤其是半夜里尿频的症状要比白天更严重一些呢？

因为晚上为阴，白天为阳，到了晚上，阳气虚衰，加之身体内本就阳气不足，所以半夜尿频的症状尤为显著。

杜仲为甘温的药材，主入肝、肾经，既善补肝益肾，充实肾气而助膀胱司开阖之功；又可温助肾阳，以助蒸腾膀胱内的清液。

杜仲多与人参、菟丝子、覆盆子等温阳助气、收敛固涩的药材同用。

3. 胎动不安

有些人容易习惯性流产，肝肾不足就是原因之一。

中医认为，肝主冲任二脉，冲主血海，任主胞胎。肝肾亏虚，可致使胎元不固，胎漏下血。杜仲善补肝肾，调冲任，具有固经安胎之功，为治疗胎动不安、胎漏下血之良药。

治疗胎动不安，杜仲多与续断、阿胶等补肝肾而安胎的药材同用。

杜仲虽功效良多，既为补肝肾之要药，又是安胎之常用药。然而，杜仲是甘温之品，阴虚燥热者还需慎用。

泻下通便之将军

大黄又名将军，因其个大、色黄，而得名大黄。正宗的大黄有淡淡的清香，嚼起来黏牙，并有些许的沙粒感。很多人对大黄的认知是源于其泻下的功效。其实，大黄不仅是一味泻药，同时也是一味"补"药。

中医有一条治病的原则，虚则补之，实则泻之。虚弱的时候当然要滋补，但实邪壅盛的时候就要清泄，中医也称之为通补，即以通为补。

华佗在《中藏经》中所言："其本实者，得宣通之性必延其寿。"王充亦指出："欲得长生，肠中常清；若要不死，肠中无渣。"

那么，大黄到底有哪些药用功效呢？

1. 实热便秘

一讲到大黄，想必好多人的第一反应就是大黄是泻下通便的猛药。前人称大黄有"斩关夺将之功，犁庭扫穴之能"，故大黄又有"将军"之称。

有的人饱受便秘之苦，通常是三五天都没有丝毫便意。可能有人会有疑问，一直不排便，这肠道内不还全被大便所占满了？

其实不会，粪便占据于我们的肠道中，会不停地通过脱水来缩小自身体积，以给后来者腾出位置。这就好比到了夏天，我们会用真空袋把冬被压缩打包起来一样。长此以往，粪便越来越干，越来越燥，也越来越难排出体内。

大黄的药性峻猛，善于推陈致新，其味苦而性寒，入大肠经而善清泄肠中郁热，为治疗实热便秘之良药。

临床上，大黄常与芒硝、厚朴、枳实同用，即著名的大承气汤。

2. 湿热黄疸

大黄还可用于黄疸。

中医认为，肝为刚脏，喜条达而恶抑郁。说的是肝脏喜欢畅通的环境，而厌恶压抑的环境。若是肝脏疏泄有失，很容易就有肝郁的问题，久郁生热，热邪容易灼伤肝阴，酿而成湿，这湿热淤堵于肝胆，容易致使胆汁的淤积，影响胆红素的排泄。

我们正常人的大便多为黄色，而黄疸严重的人群他们的大便大都是白色陶土样的，就是因为胆红素排泄不了。

大黄入肝经，善疏泄肝中郁热，肝胆条达畅通，无淤堵之虞，黄疸的问题自然也得以改善。此外，大黄又入大肠经，可通腑泄热，将郁热一并从大便而出，前人有云"治肝必治大肠"，也正是这么回事。

如果想要效果更好一些，可酌加虎杖、茵陈等利胆退黄的药材。

3. 血热衄血

"衄血"其实就是流鼻血的意思。

什么人群最容易流鼻血？当然是儿童最容易流鼻血。小孩子就像是早上七八点的太阳，身上的阳气正足，加上其生性好动，因此，常有血热出血的问题。

大黄味苦性寒，善入肝经血分，多将其炒炭后入用，即大黄炭，增进其凉血热之功，而奏止衄血之用。

4. 目赤咽肿

大黄还可用于眼睛红肿和咽喉肿痛等问题。

眼睛红肿多为肝经有热；咽喉肿痛，多为肺经有热，不论是肺经的燥热，还是肝经的郁热，大黄均可泄之。将大黄酒制后，可引药上行，效果更佳。

此外，目赤肿痛者可加用菊花、桑叶等清肝明目的药材；咽喉肿痛者可加用板蓝根、马勃等清热利咽的药材。

5. 痈肿疔疮

何为疔？"疔"就像是一枚钉子一样，牢牢地扎根在我们的皮肤上，随着日积月累时间的洗礼，它依旧纹丝不动。

何为疮？"疮"即是病邪的仓库，身体中的热毒，总要寻求出路，且多从皮肤而出，因此皮肤上的疮痈多见红、肿、热、痛。

而大黄正是给体内的热邪以出路，为了减缓大黄的泻下之力，多用熟大黄。

6. 瘀血经闭

那为何会有经闭的问题？

究其原因，主要是由于肝经不疏，肝血瘀滞所致。肝血瘀滞，经血自无力向下通行。

大黄通泄之力不仅可以清泄体内的郁热，同时也兼具活血化瘀的功效，其力峻猛，为治疗血瘀经闭之良药。

7. 跌打损伤

跌打损伤，同样可以用上一点大黄炭，以奏凉血化瘀，止血消肿之效。

8. 水火烫伤

此外，大黄的煎剂外敷，还可用于水火烫伤诸证。

大黄的药用功效良多，然而大黄是一味药性峻猛的之药材，服用大黄前还需辨明自己的体质和情况。

血虚气弱，脾胃虚寒，无实热、积滞、瘀结，以及胎前、产后，均应慎用。

续筋接骨骨碎补

骨碎补，一听这个名字，大家就能猜到，这是一味有利于我们骨头的中药。

《本草纲目拾遗》中曾有记载："骨碎补，本名猴姜，开元皇帝以其主伤折，补骨碎，故命此名。"

这个开元皇帝说的正是唐玄宗李隆基，皇帝虽贵为九五至尊，但也是吃五谷杂粮的凡人，说是有一次玄宗皇帝外出狩猎，一不小心把腿给摔伤了，多番医治后效果均不佳，后偶得猴姜，服用后没多久，疼痛的症状就开始慢慢减轻了。玄宗皇帝大喜，奈何"猴姜"这个名字太过土气，是故按其功效，当即赐名骨碎补。而骨碎补这个名字也沿用至今。

新鲜的骨碎补外面有一层绒毛，就像是猴子身上的绒毛一样，因此，在唐以前，骨碎补都被称为猴姜

1. 筋骨折伤

骨碎补的性子温温的，味道略苦，主入肝、肾经。中医认为，肝藏血主筋，肾藏精主骨。所以，筋骨折伤不利的问题，用上一些补肝肾的骨碎补就尤为合适。

此外，骨碎补还有疗伤止痛的功效。若是想要效果更好一些，可加用续断等续筋接骨的药材。

2. 肾虚腰痛

肾气虚弱，寒邪、湿邪就容易趁虚而入。

寒邪最易损耗阳气，而阳气是推动气血前行的主力军。寒邪当道，阳气虚损，体内的气血就容易淤滞而被收引住，也就是中医常讲的，寒主收引。

湿邪最为黏腻，它就像累赘一样，牢牢拖着本该畅行的气血，同样会导致气滞血瘀的问题。

骨碎补是一味温性的药材，可温肾助阳，温可祛寒，又善燥湿，为固肾强腰之常用药。

也可加用杜仲等固肾强腰的药材，以增疗效。

3. 耳鸣耳聋

一些人上了年纪，耳朵的问题逐渐显现出来了，耳朵里时不时地总是嗡嗡作响，尤其是在夜深人静的时候，更是煎熬。

这主要是由于肾气亏虚所致，中医认为，肾为先天之本，随着人的

年龄渐长，肾气日渐亏虚。而耳为肾窍，肾中精气不足，自然难以濡养到耳朵，所以，才会有耳鸣的症状，若是肾精严重亏虚者，还会出现不同程度的耳聋。

骨碎补主入肾经，又入肝经，既养肾精，又充肝血，加上前人素来便有肝肾同源、精血同源的说法，这里养了肝血，也可以间接地补充肾精，从而改善耳鸣耳聋的问题。

不过，耳鸣耳聋的问题并非一日之所成，所以，单味骨碎补或疗效甚微，当加用黄精等补益肾精的药材，以协同增效。

4. 牙齿松动

骨碎补不仅可以强健我们的筋骨，同样可以稳固我们的牙齿。

肾主骨，齿为骨之余。说的是牙齿是骨头的余气所化生。肾气亏虚不足，牙齿的根基自然不会稳固，所以，这也就是为什么好些人上了年纪后牙口越来越差，牙齿越来越松动的原因之一。

骨碎补具有补肝肾的功效，可改善牙齿松动的问题。

还有些人会有牙痛的问题，这主要是由于肾阴亏虚所致，这个时候在用骨碎补的前提下，再可加用一些熟地，来大补肾阴。

5. 斑秃、白癜风

骨碎补不仅可以内服，还可以外用，骨碎补的煎剂外敷还可用于斑秃、白癜风的治疗。

骨碎补虽功效良多，但并非所有人都适用。

须知，骨碎补为苦温之药材，性偏燥，因此，服用骨碎补的时候不宜与风药同用，诸如防风、荆芥。

此外，血虚者同样慎用，因为燥易伤津。

解郁安神合欢皮

合欢皮是合欢树干燥的树皮，多分布于华南、西南、华东、东北及河北、河南、湖北等地。常常生长于山坡上、小路旁，现多栽培于庭园中。《神农本草经》中说它可以"令人欢乐无忧"。

三国时期，"竹林七贤"之一的嵇康在他的《养生论》中也讲，"合欢蠲忿，萱草忘忧"。

这里说的合欢，就是合欢皮，而"蠲"是清除的意思，说的是合欢皮可以使人心情愉悦，消退心中的愤怒。

清朝黄锦芳在编撰《本草求真》时，更是对"合欢"这个名字做了更进一步的阐述，认为："合欢因何命名？谓其服之脏腑安养，令人欢欣怡悦，故以'欢'名。"

那么，这小小的一味合欢皮到底有哪些药用功效呢？

1. 疏肝解郁

合欢不仅有合家欢乐的意思，还有冰释前嫌，心平气和的寓意，古时候，坊间素来便有合欢"能令人消愤"一说。

事实也是如此，合欢皮入肝经，善疏解肝中郁满，把郁结的肝气舒展开来。

此外，合欢皮还入心经，心主喜。我们有一句成语，叫作心花怒放，说的是人开心的时候，心情就像是花朵一样绽放开来。反过来说，如果一个人总是郁郁寡欢，心情就像是迟迟不肯开放的花苞一样，五味杂陈全聚于此。

2. 安神助眠

中医认为，心主血脉，心藏神，魂舍血。说的是人的神志藏匿于心中，而人的魂魄寄居于血液之中，而负责人之血脉运行的又恰巧正是我们的心脏。

我们有句成语，叫作"心神不宁"。大家试想一下，心神失养，心血亏虚，魂无所依，晚上又怎能安然入睡？

合欢皮入心经而善安心神，把心神安稳住，失眠的问题自然得以改善。

3. 活血消肿

合欢皮还具有活血消肿的功效，有些人但凡有跌打损伤，磕磕绊绊而损伤筋骨，这个时候也可以用上一点合欢皮。

合欢皮主入肝经血分，善化散体内的瘀血而奏消肿止痛之效。如果想要效果更好一些，可酌加续断、牛膝等续筋接骨、活血化瘀的药材。

4. 解毒消痈

合欢皮不仅入心、肝经，还可入肺经，为治疗肺痈之常用药。

什么是肺痈？

打个比方，就是我们的肺叶上长疮，症见咳嗽、胸痛、发热，常常不能平卧，吐出来的痰多腥臭，更有甚者会有咳吐脓血。

西医诊断的肺脓肿、化脓性肺炎、支气管扩张合并感染等大都属于

"肺痈"的范畴。

那么，肺痈从何而来？须知，肺痈是由五脏蕴祟之火，与胃中停蓄之热互相交结，上乘于肺，肺受火热熏灼，血为之凝，血凝即痰为之裹，遂成小痈。

合欢皮入肺经，既可清肺中郁热，又兼具活血化瘀的功效，将肺中的血瘀一点一滴地化散开来。肺热，连同着血瘀全都被消除殆尽了，肺痈的问题自然也得以改善。

单用一味合欢皮药力有限，可酌加鱼腥草等消痈散结的药材合并桔梗等引经药共消肺痈。

合欢皮虽功效良多，但并非所有的人都适用。有胃溃疡、慢性胃炎者还须慎用，此外，合欢皮具有活血化瘀的功效，孕妇慎用。

气阴双补之黄精

在古时候并没有袁隆平院士的杂交水稻，加上连年的战乱，或是虫灾，或是旱灾，庄家歉收是常有的事，好多人就会去山里挖黄精来果腹。《滇南本草》中就讲："洗净，九蒸，九晒，服之甘美。俗亦能救荒，故名救穷草。"《本草蒙筌》中也说了："洗净九蒸九曝代粮，可过凶年。因味甘甜，又名米铺。"

明代著名散曲家王磐有首黄精诗："神州黄精，济我空氓，代粮辟谷，且使长生。胡不食之，羽化身轻，受兹饥馁，苦志劳形。"是诗人对饥民们以黄精充饥，从内心发出悲叹和质问：既然黄精可以使人辟谷成仙，何不食用它，羽化成仙，也可免去在人间忍受饥寒之苦。

而黄精的名字最早可以追溯到晋代葛洪的《抱朴子》："昔人以本品得坤土之气，获天地之精，故名。"《五符经》中也讲："黄精获天地之淳精，得坤土之精粹。"到了明代，著名医家李时珍也在《本草纲目》中为其释名说："黄精为服食要药，故《别录》列于草部之首，仙家以为芝草之类，以其得坤土之精粹，故谓之黄精。"

可见，前人对黄精的评价和认可极高，都认为黄精是吸尽了仙家坤土之精华而得，是仙家的食物，所以，黄精还有仙人余粮之称。

那么这小小的一味黄精到底有哪些功效而为前人所追崇呢？

1. 体倦乏力

现如今的生活节奏越来越快，工作压力也与日俱增。不敢拒绝加班，无暇休假放假，是好多人真实的职场写照。

黄精始载于《名医别录》："久服轻身、延年、不饥。"我们先来说说"轻身"，这里的"轻身"说的不是减轻身体的重量，而是提高自己的免疫力，免受外邪入侵之意。

在中医学说中，并无免疫力的说法，中医称之为"正气"。《黄帝内经》有云："正气存在，邪不可干。"前人认为，病邪不再，则人免受病邪的连累，自然会是身轻如燕，"轻身"的说法由此而来。

我们再说回黄精，黄精味甘性平，入脾经而善助脾健运，脾健运有度，自然有力量将胃腐熟消化的食物化作水谷精微而转运至五脏六腑化生气血，气血正是我们所讲的正气。如果想要效果更好一些，可加用白术、党参等健脾益气的药材同用。

2. 口干食少

有些人食欲不振，胃口很差，或是到了饭点还没吃两口就饱了。究其原因，还是脾胃虚弱所致。

中医认为，脾和胃互为表里。其中，胃的主要生理功能是腐熟和消化我们吃下去的食物，然后经由脾转运至五脏六腑，以提供营养支持。

一旦脾胃虚弱，首先，胃就不能完全将我们吃下去的食物腐熟消化完，脾脏也无力将水谷精微转运走，这个时候，若是再有食物进入脾胃，脾胃自然是无力应付。所以，准确地来讲，并不是你不想吃，而是你的脾胃不想让你吃。问题又回归到了健脾，这个时候吃上一点黄精来健运一下脾胃，准没错。

3. 肺虚燥咳

一到秋天，好多人就容易出现燥咳的问题，这燥咳最显著的特点就是光干咳，但却没什么痰。

究其原因，主要是由于秋天天气干燥，整个空气之中都缺乏水分，而肺主一身之呼吸，一呼一吸之间，气体交换的时候，也把肺中的津液给带走了，日复一日，肺阴虚损，肺不得津液滋养，是故症见燥咳。

黄精入肺经，功善润肺生津，为治疗肺虚燥咳之常用药。如果想要效果更好一些，可酌加麦冬、生地等滋阴养液的药材。

4. 腰膝酸软

腰膝酸痛的问题并非全是缺钙所致，同样的，补钙也并不能完全解决腰膝的所有问题。我们吃下去的钙片首先会通过脾胃消化吸收，进入

探秘神奇的中药

血液而成血钙，随后再进入我们的骨骼，充盈我们的筋骨而成骨钙。若是脾胃虚弱者，消化吸收本就存在问题，吃下去的钙片就难以被身体所吸收。

在中医的范畴中，多属腰膝酸痛无力"肝肾亏虚"。中医认为，肝藏血主筋，肾藏精主骨。肝充则筋健，肾充则骨强。肝肾精血充足，则人之筋骨强健。

黄精入肾经，善益精填髓，又入脾经，可助脾健运而化生气血，为治疗腰膝酸软之常用药。不过单味黄精毕竟药力有限，如果想要效果更好一些，可加用杜仲、补骨脂等补肝肾、强筋骨的药材。

5. 须发早白

"扫除白发黄精在，君看他年冰雪容。"这是唐代诗人杜甫对黄精的赞誉，说明黄精有乌须发的功效。

众所周知，白发是正常的生理现象之一。这主要是由于肾在华为发，而肾为先天之本，随着人的年龄渐长，肾气逐渐虚衰，肾精亏虚以致濡养须发不及而症见白发丛生。

然而，现在还有好多中年人，甚至是学生党都开始滋生白发。难道他们也是肾精亏虚吗？

当然不是。现今不论是上班族的工作压力，还是学生党的学习压力都与日俱增，久郁生热，热邪滋生，灼伤肝肾精血。肾精虚损，发失所养；而肝血亏虚，血为发之余，同样会损及须发。黄精主入肾经，善补肾经，既能补益先天之损耗，又可填益热邪损耗的肾精。此外，黄精常常与枸杞子同用，即二精丸。

6. 内热消渴

众所周知，糖尿病是西医的说法，说的是体内胰岛素绝对或相对不足，或是胰岛素利用障碍所致的碳水化合物、蛋白质、脂肪代谢紊乱的疾病，其中以高血糖为主要标志。

中医没有血糖的概念，也从无胰岛素的说法。在古时候，古人多将发病的特征为其命名，糖尿病最显著的特征就是时常口渴，不停地想要喝水，因此，在古时候，糖尿病多被称为消渴疾。

肺主通调水道，说的是人体的津液主要是通过肺来输布，因此肺也被称为"水之上源"。肺受燥热所伤，一来津液得损，二来输布有碍，加之水性本就趋下，体内的津液就容易随小便排出体外，因此而症见小便频数。此外，肺不布津，津不上承，而症见口渴多饮。

胃为水谷之海，主腐熟水谷，说的是胃主要负责腐熟消化我们吃下去的食物。脾为后天之本，主运化，是指脾可将经胃消化的水谷精微转运到我们的五脏六腑，以为身体提供营养。

肾为先天之本，主藏精。但肾有阴阳之分。肾阴亏虚者，阴不制阳，易滋生虚火。

黄精上入肺经，可润肺而助肺通调水道；中入脾经，可助脾健运；下入肾经，可滋养肾精而益精填髓，实为治疗热病消渴之常用药。然，糖尿病病机复杂，单用一味黄精，或未能改善消渴之证，可加用天花粉、黄芪等益气生津的药材。

黄精虽功效良多，但并不是所有人都适用的。须知，黄精终为滋补五脏六腑之药材，是故中寒泄泻、痰湿痞满气滞、胃纳不旺、咳痰、中度感冒等者还须慎用。

消食化积鸡内金

鸡内金，其实就是鸡的砂囊内壁。杀鸡后，取出鸡肫，立即把内壁剥下，洗净后干燥而得。

那么，鸡内金到底有哪些功效呢？

1. 消食化积

鸡以啄食地上的小虫子为食，吃进小虫子的同时，小虫子身上附带的泥沙，也全都被吃进肚子里。可是鸡从来没有腹痛等不适症状，这是因为全凭鸡内金消食化积之功效，鸡内金就如同鸡体内一部强力的粉碎机，把吃下去的食物、石子、沙粒等全都打磨殆尽。

吃饭吃得太多，拥堵在了脾胃，脾胃气机升降有失，就会有腹胀的感觉，鸡内金功善消食化积，改善中焦淤堵，可酌加白术健脾理气，脾胃健运，消食化积之力更甚。

2. 通络化滞

体虚之人，脾胃多虚弱，滋补之药本就黏腻，体虚之人服用后脾胃难以转运消受这些滋补的药材，是故虚不受补。此外，虚劳之症，经络多有阻滞。鸡内金既能助脾胃转运，又可通络化滞，经络畅通，则病自愈也。

3. 化坚消石

上文提及，鸡内金可以把鸡吃下去的石子、沙粒统统消耗殆尽，因此，鸡内金不仅可以消食，还可用作消石，具有化坚消石之功效。临床上，多用于泌尿系统结石，或是肝胆结石等，诸如三金排石汤。

4. 软坚散癥

"癥瘕"多为体内气滞血瘀，气血郁结在一块，久而久之，生热生痰，聚积于腠理，而成痰核。须知痰核并非普通痰浊，用一般的化痰药很难化解，鸡内金长于软坚散癥，近代医学泰斗张锡纯老先生有一个方子——健脾化痰丸，就内含鸡内金。

5. 固精缩尿

上了年纪，先天之本损耗，肾气虚弱，膀胱有失，而致小便频数，鸡内金功可固精缩尿，常常配伍上桑螵蛸等固精缩尿的药材，用于尿频诸证。

6. 涩精止遗

鸡内金还兼具涩精止遗之效，可收敛肾关而止遗，常常与菟丝子、芡实等补肾固涩的药材同用。

鸡内金怎么用？煎服，或是研末服用皆可，研磨服用效果优于煎剂。

清实退虚之黄柏

黄柏，出自《神农本草经》，与苦参、黄连、龙胆共称为四大苦药之一。前人有云："良药苦口利于病。"

那么，黄柏到底有哪些功效呢？

1. 湿疹

夏季多雨，一到夏天，雨就淅淅沥沥地下个不停，整个空气里都弥漫着潮湿的味道。如果你居住的城市沿海，那么可以说，一年四季之中，夏季的湿气最重。

中医认为，湿性最为沉重，也最为黏滞。

所谓沉重，是指人体感受湿邪之后，常常伴有头重如裹，周身困重，四肢酸懒沉重，关节疼痛重着等症状。这主要是因为湿邪侵袭肌表，留滞于经络关节，使人体的正常生理功能受到阻碍，营气和卫气不能调和的缘故。

所谓黏滞，说的是湿邪所引起的病证病程较长，且容易反复、缠绵难愈。这也就是好多人手足湿疹容易反复发作的原因之一。

黄柏为四大苦药之一，其苦味可想而知，苦能燥湿，因此，黄柏燥湿之力尤甚，单用即效。

可能有人会说，黄柏这么苦，一定要口服吗？

当然不是，这么苦的药能不吃就不吃，黄柏煮水外洗，效果同样显著。

2. 疮疡

什么是疮疡？

简单讲，就是我们皮肤上隆起的"火毒"，症见红、肿、热、痛，更有甚者化脓、溃烂。诸如青少年多发的青春痘，中医称之为痤疮，还有痔疮也是其中的一种。

疮疡从何而来呢？

中医认为，外热内侵，或是内热滋生，邪热灼伤体内津液，气虚津亏以致气血凝滞而成。

熬夜容易发痘，究其原因，主要是由于熬夜伤阴，阴不制阳，虚阳浮越，邪热灼津所致。

还有那些久坐的人也容易长痤疮。久坐生痰生热，加上一直这么坐着，气血运行缓慢，很容易就导致局部的气滞血瘀。

如今是一个营养过剩的年代，过食肥甘厚味，身体就容易有热。少量的热倒也起不了什么风浪，但久而久之，身体内的湿和热无处可去，就只能从皮肤上爆发出来。

黄柏味苦性寒，是一味树皮类的药材，苦善降泄，寒可清热，是故尤善清泄热毒而治疮疡。同样的，黄柏研末外敷即可。

3. 湿热下注

湿性最为沉重，加上湿气本就为水，水性趋下，因此，湿邪容易往人体的下焦走。

一些女性容易存在带下腥臭的问题；还有一些人存在小便淋沥涩痛的困扰，这些大都是由湿热下注所致。

探秘神奇的中药

黄柏入肾、膀胱、大肠经。可以将人体的湿邪、热邪通过二便排出体外。

《主治秘诀》："泻膀胱龙火，利结小便，下焦湿肿，痢疾先见血，脐中痛，补肾水不足。"可酌加木通、车前子等利水渗湿的药材以利尿通淋；或者加用大黄等泻下攻积的药材，以奏通腑泄热之功。

4. 足膝肿痛

高尿酸所致的痛风，也大都属于"湿热下注"的范畴之中。黄柏不仅善清泄肌表腠理之湿热，对于筋骨间的湿热也同样适用。多与苍术、牛膝、薏苡仁同用，即四妙丸，清热燥湿、排脓消痈。

5. 阴虚盗汗

黄柏不仅可以清实热，更难能可贵的是它还可以清退虚热。

黄柏入肾经而善泻相火、退虚热，为治疗阴虚盗汗、骨蒸潮热之要药。《兰室秘藏》："泻冲脉之邪。治夏月气上冲咽不得息而喘息有音不得卧。"

治疗此类疾病时，可酌加知母、地黄等滋阴泻火的药材同用，或者直接服用知柏地黄丸也可。

黄柏虽功效良多，既能清实热，又可退虚热。但黄柏是大苦大寒的药材，容易过伤脾胃正气，脾胃虚寒者还须慎用。

疮疡要药千里光

千里光主产于我国福建、湖南、广东等地。你可以在山坡上、田野里、水边疏林中寻觅到千里光的影子。

千里光的花其实并不起眼，普普通通的小黄花一枚，倒是和野菊花长得非常相似，主要是由于它俩都是菊科植物，不仅如此，千里光的功效也和野菊花比较相近。

那这小小的一味千里光到底有哪些药用功效呢？

1. 清肝明目

千里光又名九里光、九里明、千里及。

不用去翻阅《中国药典》或是《中药学》的教材，光看千里光的名字，或是它的别名你就能知道，千里光是用来明目的。

很多人早上醒来，突然发现自己的眼睛又红又肿又痒，若是没忍住去揉了几下，眼睛红肿的问题只会是越来越严重。

须知，红肿热痛的问题大都和热邪入侵息息相关。加上目为肝窍，所以眼睛红肿的问题大都可以归结为肝经郁热所致。

这个时候不妨用上一点千里光，千里光性寒凉，主入肝经血分，可清肝血中的郁热，肝中郁热即除，眼睛红肿的问题自然也就跟着一起解决了。

千里光用起来也很简单，将之捣烂外敷于眼睛上即可，所以，千里光又被称为眼睛草，顾名思义，养益我们的眼睛。

2. 解毒消痈

在古时候，民间有句俗话，叫作："一人识得千里光，全家一世不生疮。"

说法虽有些夸张，但可见千里光解毒消痈的功效已广为流传且几经考验。中医认为，皮肤上之所以会有疮疡痈肿，主要还是由于热毒所致。这股子邪热在身体内四处溜达而找寻出路，最后无路可选，只能从皮肤处寻找突破口。

所以，若是有一阵子忙于工作或学习，休息时间大幅缩减，脸上就容易冒出各种各样的痤疮。

千里光性寒而善清热，将之捣烂外敷于疮疡痈肿之处，这些症状会开始慢慢消退。

3. 祛湿止痒

千里光具有杀虫止痒的功效，用于各种湿疹、皮肤病。

肺主皮毛。肺中郁热聚积，灼伤津液，酿而成湿，与热邪狼狈为奸，犯于肌表，而见湿疹。

千里光味苦性寒，苦善降泄，寒可清热，加之千里光又入肺经，是故千里光善清泄肺中郁热，而为治疗湿疹之常用药。

4. 解毒止泻

千里光的解毒止泻功效可用于各种急性炎症，诸如急性咽喉炎、急性扁桃体腺炎等，中成药清热散结片，主要成分中就仅含一味千里光。

千里光虽功效良多，但并不是所有人都适合服用千里光。脾胃虚弱的人须慎用。

补肾安胎桑寄生

桑寄生，始记于《神农本草经》，位列药之上品，李时珍在《本草纲目》中为其释名，"此物寄寓他木而生，如鸟立于上，故名寄生"；《蜀本草》也讲，"诸树多有寄生，方家唯须桑上者"，因而得名"桑寄生"。

桑寄生的原名为"桑上寄生"，一味寄生类植物，因此，桑寄生的生命力非常顽强，每每有鸟类食用了它的果实之后，飞往不同的地方，在树上留下的排泄物中的桑寄生种子在树枝上长出吸根，侵入树干，从而夺取寄主养分，随后不断长大成株。

然而，若是桑寄生寄生在一些果树上，因其会吸食寄主的养分，把寄主逐渐的"榨干"，导致果树减产减收，甚至是枯死。所以，很多农民都会比较厌恶桑寄生，认为它是一种有害的植物，若是见到会毫不留情地除之而后快。

殊不知，这所谓的"有害植物"，也是一味治病良药。

1. 风湿痹痛

风邪裹带着湿邪入侵到我们的体内，流窜于经络骨骼，湿性黏腻，容易阻碍气血运行，气滞血瘀，闭塞不通，闭，痹也，加之不通则痛，是故而见痹痛。

桑寄生味苦而善燥湿以治本，又兼祛风之效，以阻断外邪源源不断入侵到体内。如果想要效果更好一些，可酌加羌活、独活等祛风湿的药材，其中，上半身的风湿痹痛可用羌活，下半身的风湿痹痛可用独活，

探秘神奇的中药

若是两者同用，可止一身痹痛。

2. 腰膝酸软

桑寄生不仅有祛风除湿之功，还有强健筋骨之效。

肾为先天之本，人随着年龄渐长，肾气日渐虚衰。而肾藏精主骨，肾气亏虚不足，骨骼自然难以像年轻时那般强健。

肝藏血主筋，精血本为同源，是故肝肾亦为同源。肾气不足日久容易累及肝血，是故，肾精和肝血一损俱损，一荣俱荣。

桑寄生主入肝、肾经，加之其味甘善补，可与补骨脂、牛膝等补肝肾，强腰膝的药材同用，疗效更佳。

3. 崩漏经多

桑寄生还能用于女性朋友崩漏经多。

可能有些人并不把崩漏当回事，觉得只是多流点血而已，过几天就会好的。须知，月复一月的崩漏，且不说会有血虚的问题，若是来势凶猛，更是有虚脱的风险。

中医认为，崩漏经多因肝肾阴虚、血瘀气郁等损及冲任，以致冲任不固所致。桑寄生主入肝、肾经，功善补益肝肾而固摄冲任，实为治崩漏之本之良药。

若崩漏来势汹汹之时，大量出血，有致虚脱之风险，应该以止血凉血为先，可酌加生地、白茅根等止血凉血的药材。

4. 胎动不安

桑寄生入肝经血分，肝主冲任二脉，冲主血海，任主胞衣，加之桑寄生又入肾经，肾主生殖，所以桑寄生又可作安胎之用，若是与杜仲同用，效果更好。

5. 头晕目眩

桑寄生味苦，入肝经，善降泄上逆的肝气，而平肝熄风，为治疗肝阳上亢所致的头晕目眩之常用药。同样也可用于肝阳上亢所致的高血压。

桑寄生功效远不止于此，《本草经疏》中，对桑寄生的功效作了系统的总结："桑寄生，其味苦甘，其气平和，不寒不热，固应无毒。详其主治，一本于桑，抽其精英，故功用比桑尤胜。"说的是桑寄生寄生于桑枝之上，尽得其精华，是故功效要比桑枝来得更优一些。

软坚散结之牡蛎

牡蛎，其性微寒而善清热，是一味平肝潜阳的良药。

1. 头晕目眩

我们常说的高血压人群，多半是肝阳旺盛而上冲颠顶，肝木本就容易生火，热极生风，肝风把我们的气血往上卷，这也是高血压人群通常脸是红红的原因之一。当气血都往上涌时，整个人成了"上实下虚"的状态，所以，高血压的人群也多伴有头重脚轻的感觉。

牡蛎，其性微寒而善清热，无疑是一味平肝潜阳的良药。一可补充肝肾阴液之不足，滋水涵木；二可使亢盛之肝阳得到抑制，其质偏重而善沉降，颇有镇压肝阳上亢之意，使人体之阴阳得到相对的平衡。

然而，单味牡蛎毕竟还是药单力孤，因此，常常配伍上龟甲、龙骨、牛膝等滋阴平肝潜阳的药材同用，共息肝风而止晕眩。

2. 痰核囊肿

囊肿也好，结节也罢，在中医范畴中，多属"肿块"，即是肿块，当散结消肿。

牡蛎味咸，咸可软坚散结，长于散结消肿，多用于治疗痰火郁结所致的痰核、瘰疬。多与玄参、浙贝母等配伍以消痰软坚散结，即消瘰丸。或者酌加丹参、莪术等活血化瘀的药材，用于治疗血瘀气结之痞块。

3. 滑脱诸证

什么是滑脱诸证？

不论是尿液、汗液，还是血液，在中医认知中都属于津液范畴。所以临床常见的小孩子尿床、老人尿频、女性崩漏，还有一些人止不住地出汗都属于滑脱之证。

牡蛎味偏涩，兼具收敛固涩之功效，煅烧后其涩性更甚，而收敛之效也比生用时更显著。但凡是遗尿、尿频、崩漏、带下、自汗、盗汗等津液不固而滑脱外溢者，均可选用煅牡蛎来改善。

4. 胃痛泛酸

吃多了就容易不消化，本该往下降的胃气就容易上逆，所以我们吃饱了就会打嗝，而吃撑了不仅会打嗝，还容易反胃酸，这些都是胃气上逆的症状。

牡蛎火煅后可收敛制酸，而制胃酸上逆。

牡蛎入药的部位是它的壳，牡蛎壳的主要成分为钙盐，其中碳酸钙又占了大半，因此也可以中和过多的胃酸。

除了治疗消化不良所致的泛酸，牡蛎制酸的功效也同样可以用于改善胃溃疡。

牡蛎的功效虽多，但其为贝壳类药材，因此用前须打碎先煎。若是收敛固涩、制酸止痛当煅用，其余皆生用。此外，牡蛎性寒，体虚而寒者须慎用。

补虚止血仙鹤草

仙鹤草在秋冬时节地上部分逐渐枯萎后，其根茎先端就会生出冬芽。古人认为其根芽形似野兽的牙齿。因此，将其称为牙子、狼牙草。

仙鹤草始记于《神农本草经》中："牙子，味苦寒，主邪气热气，疥搔，恶疡，创痔，去白虫，一名狼牙，生川谷。"后来，直到宋代苏颂在《图经本草》中，又将其称为龙牙（芽）草。

一到仙鹤草的花期，大量顶生的穗状花序随向弯曲，犹如一群集结在河边的仙鹤引颈长鸣、休闲觅食，仙鹤草由此而得名。

那么，这小小的一味仙鹤草，到底有哪些药用功效呢？

1. 收敛止血

仙鹤草带有些许涩味，中医认为味涩能收，加之其入肝经血分，是故，仙鹤草功善收敛止血，多用于崩漏下血。

此外，咳血、吐血等出血问题也可以用仙鹤草来改善。

2. 大补虚劳

仙鹤草，又名脱力草。顾名思义，是说人疲惫乏力的时候用一点仙鹤草就能改善。

古时候，人们多以农耕为生，家里的壮劳力大都需要下地干活，而干了一天的活，难免腰酸背痛，疲倦乏力，这个时候，抓上一大把仙鹤草，回家煮水喝，再好好地睡上一觉，第二天又是精神抖擞的一天。

仙鹤草在野外非常常见，长长的花穗上开着黄色的小花，宛若河边引颈长鸣的仙鹤，若不认得仙鹤草，也没关系，可以去药店购买。

3. 止泻止痢

有些人因饮食不节，吃坏了肚子，反复地腹泻，肠道菌群就容易紊乱，也就失去了原有的功能。所以，人是越拉越虚，也越拉越止不住。

仙鹤草功善收敛，药性缓和，可以帮助肠道一点一点地收敛固涩，一点都不唐突。

加上我们刚刚讲的仙鹤草还具有补虚的功效，收敛止泻之余，还可以把虚脱的状态慢慢地改善起来。

此外，仙鹤草还具有收敛止血的功效，同样也可用于便血人群。

4. 解毒消痈

仙鹤草不仅可以内服，同样也可以外用。

有时候，我们会因为长时间学习与工作劳累，不经意间发现自己的身上长出了几个小小的脓包或是痤疮。这些个脓包、痤疮大都是体内的郁热无处排解，只能从皮肤处寻找出处。

仙鹤草略带少许苦味，苦能降泄，功善散解体内热毒，而破散痈肿疮毒。用起来也很简单，将仙鹤草捣烂外敷于患处即可。

5. 杀虫止痒

仙鹤草的叶子大都是完好无缺的，几乎不会被虫所啃食。这主要是由于仙鹤草本身就具有杀虫的功效，才可以让那些昆虫敬而远之。

一到夏季，将仙鹤草捣烂成汁，外涂于皮肤之上，同样具有防止蚊虫叮咬的作用。

6. 扶正截疟

古时候，卫生医疗的条件远不如现在。所以，若是一个地方瘟疫爆发起来，就会变得一发不可收拾。

中医认为，瘟疫属于外邪范畴。《黄帝内经》中就讲过："正气内存，邪不可干。"因此，想要抵抗瘟疫等外邪，首当充实自身的正气。

仙鹤草为补虚之良药，可充盈正气，正气充足，而奏抵御瘟疫之功。

文章的最后做一简单总结，仙鹤草既能补虚，又具收敛之效，实为补敛俱佳之良药。然，若是实症者还须慎用之，或是在祛邪之后方可使用，以免闭门留寇。

妇科主帅之香附

李时珍对香附有着极高的评价，称其为"气病之总司，女科之主帅"。那么，香附具体有哪些功效呢？

1. 胁肋胀痛

香附味辛甘而微苦，芳香性平，主入肝经。辛香之味入肝而善散肝气之郁，并有良好的止痛之效，微甘性平而无寒热之偏，为疏肝理气解郁之要药。《本草正义》："香附，辛味甚烈，香气颇浓，皆以气用事，故专治气结为病。"单味香附药单力薄，可酌加柴胡、白芍等疏肝气、养肝血的药材。

2. 肝病犯脾

中医认为，肝为木脏，在志为怒。吵架的时候肝气就容易过于亢盛而过克脾土，中医称之为"肝病犯脾"。脾胃健运失司，吃下去的食物根本就无处消化转运，所以这个时候不是你不想吃，而是你的脾胃不想吃。临床常见有些人老胃病，脾气不太好，吃了多少胃药都不管用，因为他的病机在肝，肝气不舒，就一直克伤脾土。

香附善疏肝解郁，肝气即疏，脾胃自然无虞。如果想要效果更好一些，可加用高良姜温暖脾胃，即良附丸。

3. 月经不调

肝主疏泄，在志为怒。老发脾气、爱生气的人，肝经的疏泄功能就会受到影响，肝气上不去，也下不来，全都郁积在体内，最常见的就是肝气郁结。

肝主藏血。说的是肝脏为人体的血库。肝气郁滞，就难以推动血液的运行，气滞血瘀，月经又怎么会下得来？所以，这就是月经不调，甚至是闭经的主要原因之一。痛经也是一样的道理，气滞血瘀，不通则痛。

香附善疏肝理气、调经止痛，多用于肝气郁结所致的月经不调、经行腹痛诸证。李时珍在《本草纲目》中就称其为"女科之主帅"。多与人参、当归、川芎同用，共奏养血、活血、行血之功效。

4. 乳腺结节

乳腺结节、增生，子宫肌瘤、卵巢囊肿，包括闭经痛经、月经不调等妇科问题看似毫不相关，但却大都和肝经息息相关。

香附善疏解肝气，化解胸中烦闷，为治疗乳腺结节、增生之常用药。不过单味香附行气解郁之力毕竟有限，多佐以橘核、青皮都行气导滞的药材同用。

最后做一句总结，香附主入肝经，尤善疏肝解郁，调经止痛，但凡是肝气郁滞所致的胸胁脘腹胀痛、女性月经不调、痛经、闭经以及胎产诸证皆为要药。

不过香附专于理气而无补气之效，因此，若是气虚无滞者还须慎用之；此外，香附终为行散之辛药，阴虚血热者同样需要慎用。

妇科要药益母草

男性能不能吃点逍遥丸？

女性能不能服用六味地黄丸？

都可以，中药只论对症，并不分男女。

那益母草是否只有女性可以服用呢？

1. 闭经痛经

中医讲，肝主疏泄，在志为怒。老发脾气、爱生气的人，肝经的疏泄功能就会受到影响，肝气上不去，也下不来，全都郁积在体内，最常见的就是肝气郁结。

中医还认为，肝主藏血。说的是肝脏为人体的血库。肝气郁滞，就难以推动血液的运行，气滞血瘀，月经又怎么会下得来？所以，这就是月经不调、闭经的主要原因之一。

益母草味苦、辛，苦能降泄，辛可行散，主入肝经血分，尤善活血调经，常用来治疗妇女血瘀闭经诸证，为妇科之要药，因此得"益母"之名。

值得一提的是，益母草不仅可以用来改善月经不调、闭经等问题，同样可以用来改善痛经的问题，不通则痛，说到底还是气滞血瘀。

2. 恶露不尽

一些女性朋友刚刚生产完，体内还有一些瘀血残留在体内，这个时候，务必要将这些瘀血排除殆尽，以免日后引发妇科疾病。

这个时候，益母草同样是个不错的选择，单用熬膏内服即效。或者也可加入当归、川芎、赤芍等活血祛瘀的药材，以增疗效。

3. 胸痹心痛

病之所成并非一日而就，冰冻三尺非一日之寒。心肌梗死之所以可以让一个看似健康的人突然倒下，其实是体内的血管被瘀血、斑块淤堵久矣，久而久之，血管就会变得更为狭窄，能通过的血流量也日渐减少，供给心脏的血液一旦不够充足，轻则胸闷胸痛，重则引发心肌梗死。

值得一提的是，我们这里所讲的胸痛并不是刺痛，更不是酸痛，而是像火灼烧一般的疼痛。

此外，心功能欠佳的人群大都还伴有下肢的水肿，这是为何？

中医讲，心与小肠互为表里。小肠的主要生理功能是分清泌浊，即将人体的清液向上输布回肺，重新为人体所用，将人体的浊液向下排泄出去。若是心功能欠佳的人群，小肠功能势必受到影响，清液难以向上输布，加之水性本就趋下，因此而症见小腿水肿、反光。

益母草不仅是妇科经产之要药，同时也是治疗胸痹心痛之良药。

因为益母草不仅可以活血化瘀，同时还有利水消肿的功效。所以，益母草男性能用吗？当然可以，还是那句话，对症即可。

4. 小便不利

一些人小便不利，而症见下肢水肿者，同样可以用益母草来改善。

道理很简单，益母草尤善改善此类水瘀互结所致的水肿，单用即见效。如果想要效果更好一些，可酌加白茅根、鱼腥草等活血利尿的药材。

5. 跌打损伤

益母草活血化瘀的功效同样还可以用于跌打损伤等外伤诸证，内服、外敷均可。若是配伍上乳香、没药等活血止痛的药材，疗效更甚。

6. 祛瘀消斑

老年斑、黄褐斑，这些大都是气滞血瘀所致，只不过产生在肌表腠理之间，所以就成了肉眼可见的各种"斑"。

气血不通，益母草就可以拿来使用。

益母草不仅具有活血化瘀的功效，其性偏寒，功兼清热凉血。为何需要凉血？因为久瘀会生热。

7. 燥湿止痒

湿性最为沉重，也最为黏滞。所谓沉重，说的是湿气重的人群多见头重如裹，周身困重，四肢酸懒沉重，关节疼痛重着等症状。这是因为湿邪侵袭肌表，留滞于经络关节，使人体的正常生理功能受到阻碍，营气和卫气不能调和的缘故。

所谓黏腻，说的是湿邪所引发的病症，病程往往较长，即便是症状缓解了，还极有可能反复，缠绵难愈。

所以湿疹很难根治痊愈。

益母草味苦、辛，苦能燥湿，辛可行散，长于燥湿止痒。可将益母草鲜品捣敷或煎汤外洗，或者配上苦参、黄柏等清热燥湿的药材煎煮后内服。

益母草虽功效良多，为少数既能活血，又能利水的良药。但孕妇并不建议使用。

凉血滋阴黑玄参

何为"玄"？《小尔雅》："玄，黑色也。"因此，玄参又名黑参。主产于浙江、江苏、四川、湖北等地，冬季茎叶枯萎时采挖。

玄参又名元参。这主要是由于清朝康熙年间，康熙名玄烨，为了避讳皇帝的名字，因此改名为元参。

那么玄参具体有哪些功效呢？

1. 内热消渴

成天口渴，嘴唇干，更有甚者半夜还被渴醒。这种口渴不论喝多少水，没过多久，又口干舌燥了。究其原因，首先是外因所致，天气炎热，热邪容易侵犯我们的身体，蒸腾损耗我们的津液，热病伤津。内因同样是致病因素，五脏六腑大都有阴阳之分，若是体内阴液不足，阴不制阳，虚阳就会向上浮越，同样容易损耗我们的津液。

因此，不论是外因还是内因所致的口渴，首当滋阴，以补充内热所损耗的津液。

玄参味甘性寒，既善养阴降火，又长于生津润燥，阴液充足，口干舌燥的症状自然得以改善。同时，与麦冬、五味子等滋阴养液的药材同用，效果更佳。

2. 肠燥便秘

有些人长期为便秘所困扰，任凭你怎么用力，依旧于事无补。到了夏季热邪尤甚，容易损耗我们的津液，而肠道内津液枯竭，就容易便秘。

我们的肠道就像是一条河床，肠道内的津液就像是河床里的细流，而肠道内的糟粕呢，就好比是细流上的小舟。

若是热病伤津而致肠道津液亏虚，干涸的河床，搁浅的小船，哪还能顺畅地通便呢？中医形象地称之为"无水行舟"。

这个时候想要通便其实也并不难，给我们肠道加点水，让这艘小船不再搁浅，使之顺流而下，便秘的问题自然得以改善，"增水行舟"，说的就是这么个简单的道理。

探秘神奇的中药

所以，并不是所有的便秘都需要直接去服用泻药，非但野蛮粗暴容易损伤我们身体的正气，最关键的是可能还并不能改善你便秘的问题。

可中医治疗疾病，并非只对症状用药，而是寻找病因，标本兼治。

玄参功善滋阴润燥，既善养益阴液，又可滋润我们的肠道，为治疗肠燥便秘之常用药。多与生地、麦冬等养阴生津的药材同用，即增液汤，顾名思义，增水而行舟。

3. 斑疹不透

有些人不知何时起，自己的身上长出来好多红斑红疹，起初并不以为然，想着大概过段时间这些斑斑疹疹都会自行消失。可过了好久，这些斑斑疹疹依旧没有消退的样子，其实，这类斑疹不透大都是血热所致。

血液受到外感邪热入侵，或是体内多余阳气的蒸腾作用，就容易妄行于外，也就是我们见到的身发斑疹。

因此，治疗身发斑疹不透者，首当凉血分，再以凉气分。

玄参苦味之中夹杂着些许的甘甜，性偏寒，最主要的一个功效就是清热，加之其有淡淡的甘甜，是故清热之时，又不易损耗过多。可以酌加石膏、知母等清气分热的药材，效果更佳。

4. 咽喉肿痛

玄参味苦性寒，入肺经，苦能降泄、寒可清热，长于清泄肺热、通降肺火，而改善咽喉肿痛的问题。可酌加连翘、板蓝根等清热解毒的药材，疗效更佳。

5. 瘰疬痰核

瘰疬，就是在颈部皮肉间可扪及大小不等的核块，互相串联，其中小者称瘰，大者称疬，统称瘰疬。

痰核，指的是体内的痰浊积聚在一起而成的皮下隆起的局部结块。通常情况下，这种结块无红、肿、热、痛，触摸时手感较为软滑并且可以移动，不会化脓溃破。痰核可见于颈部、项部、下颌部，还可见于四肢和肩背部。我们常讲的脂肪瘤就是痰核的一种。

玄参除了可以养阴生津，它还具有软坚散结的功效。因为玄参具有咸味，中医认为，咸可软坚散结。

有一个专用来散结的中成药——消瘰丸，就是玄参配上牡蛎、贝母这两味化痰软坚的药材而成的。

玄参虽功效良多，但其性味寒凉，因此脾虚而大便溏薄者须慎用。

阴阳双补山茱萸

山茱萸酸而微温，质地滋润，善入肝经，而长于滋养肝血。

1. 眩晕耳鸣

《药性论》："兴阳道，添精髓，疗耳鸣。"

治疗眩晕耳鸣的时候，山茱萸常与熟地、山药等养肝阴的药材同用，常见的方剂如六味地黄丸。

2. 腰膝酸痛

肝主筋，肾主骨。肝气充足，则筋强，肾气充足，则骨健。所以，但凡是腿脚不利索，屈伸不利，多半是肝肾亏虚所致。

山茱萸入肝经，又入肾经，微温而善补，长于补肝肾而强筋骨，为强筋健骨之常用药材，多与杜仲同用。

3. 夜尿频数

很多人会将夜尿频数归结于睡前喝了太多的水，其实不然，中医认为，夜尿频数多半是由体内的肾阳不足，蒸腾功能有失所致。

山茱萸性微温，又入肾经，具有温肾助阳之功。

《雷公炮炙论》："壮元气，秘精。"

山茱萸多与补骨脂、巴戟天等温补肾阳的药材同用。

4. 崩漏带下

月经量过多，也可以用山茱萸来改善。山茱萸具有补肝肾、固冲任的功效，其味偏酸，酸可收敛，功兼收敛止血。

山茱萸多与白芍、当归等补血药同用，以治肝肾亏虚，冲任不固。

5. 大汗虚脱

山茱萸味酸而具收敛之功，具有敛汗固脱之效，多用于久病虚脱、大汗淋漓、脉微肢冷者。多与人参、附子等药材同用。

6. 内热消渴

山茱萸还兼有养阴生津的功效，与天花粉、生地黄等联用，多用于消渴症。

需要强调的是，山茱萸和吴茱萸容易混淆。

两者区别：山茱萸既能补阴，又能补阳，是一味阴阳双补的药材，常常用于补益肝肾，收敛固涩（固精、敛汗、止血）。而吴茱萸具有散寒止痛的功效，常常用于腹痛腹泻。

最后需要注意的是，湿热体质以及小便淋漓不尽的人群，不宜使用山茱萸，否则只会适得其反。如有肢体沉重，舌苔黄腻，多痤疮粉刺，口干口苦，眼睛红赤，心烦懈怠，小便赤短，大便燥结或黏滞等症状，不可使用。

药中黄金之熊胆

熊胆，与麝香、虎骨、牛黄作为中国四大名贵珍稀动物药材之一，素有"药中黄金"之美誉。其入药已有1000余年的历史，始见于唐代《药性论》。《新修本草》说熊胆"主治时气热盛、变为黄疸、暑月久痢、疳疾心痛"。《日华子本草》曰："治诸疳、耳鼻疮、恶疮、杀虫。"《食疗本草》云："治小儿惊痫，去心中涎，甚良。"

那么熊胆具体有哪些药用价值呢？

1. 小儿惊风

儿童比较容易发烧，且一旦发烧，体温很容易就飙升至高烧。

高烧往往伴随惊厥，主要表现为突然的全身或局部肌群呈强直性和阵挛性抽搐，有的时候还会伴有意识障碍等症状。而惊厥的频繁发作或是持续发作，势必会影响到孩子的健康成长和智力发育。

然而，惊厥是西医的说法，在中医认知中，证属"惊风"范畴。

所谓"惊风"说的是体内本就热毒积聚，再加上外感热邪入侵，热易生风，风入肝经，即为肝风，肝主筋，肝风内动，是故而见抽搐痉挛等惊风之症。

中医又根据发作的程度将之细分为急惊风和慢惊风。所谓急惊风，说的是病发较急，身体的表征较为猛烈；相对而言，慢惊风的表现就会稍微平稳一些，此外，慢惊风主要是由于身体虚弱，长期不能得到很好的保养所致。

不论是急惊风还是慢惊风，都可以尝试熊胆粉。

熊胆味苦性寒，苦能降泄，寒可清热，主入肝经。熊胆不仅可将上蹿的肝风向下镇压以治标，又可清泻肝热以治本。为息风止痉之良药。

2. 目赤红肿

眼睛又红又肿，眼屎还多。中医认为，目为肝窍，肝为刚脏。肝主木，肝木易生火。肝火容易循着经络往上一路烧，烧到眼睛，因此而症见眼睛又红又肿。

所以，如果需要用药的话，可以用点熊胆。熊胆入肝经，善平肝阳、清肝热，肝火熄灭了，眼睛红肿的问题自然也会得到改善。或者，可以酌加桑叶、菊花等清肝明目的药材同用，效果更甚。

3. 痔疮肿痛

痔疮，是非常常见的肛肠疾病之一，可以说是不少人的难言之隐。

痔疮并无男女的偏向，也无老幼之分，简单来说，任何年龄阶段的男女皆可得病，其中，年轻人群较为多发，并且随着年龄的增长而逐渐加重，故有"十人九痔"的说法。

那痔疮从何而来呢？其实，引发痔疮的原因有很多。

首先，久坐、久站、劳累等使人体长时间地处于一种固定体位是引发痔疮的主要原因之一。长时间的保持一个姿势，很容易影响体内的血液循环，气血运行不畅，气滞血瘀，久郁生热，是痔疮病发的原因之一。

此外，运动不足同样是引发痔疮的原因之一。运动相对或绝对的不足，就容易导致肠蠕动的缓慢，继而粪便下行同样容易迟缓，或因此而习惯性便秘，而粪便中大都带着体内的热与毒，长时间的聚积在体内，热毒排不出去，同样也可导致痔疮发病率增高。

所以，跑长途的卡车司机、超市里的售货员、学校里的老师都是痔疮高发人群。还有妇女在妊娠期，由于盆腔静脉受压迫，妨碍血液循环也常会发生痔疮。

然而痔疮是西医的说法，在中医的认知中，痔疮主要还是由于热毒聚积于肠中，湿热下注而成，多属"肠风"的范畴。

熊胆味苦性寒，苦能燥湿、寒可清热，功善清热解毒，消散痈结，治疗痔疮时，将之用凉开水调化后涂抹于患处即可。

4. 溶石

近年来的药理学研究发现，熊胆的主要成分是熊去氧胆酸。

熊去氧胆酸为弱酸，可显著降低人胆汁中的胆固醇，从而有利于结石中胆固醇逐渐溶解而起溶石之效。

有些人得了胆结石不愿意开刀，服用一些熊胆或熊去氧胆酸成了改善胆结石问题的常用方法之一。

熊胆的药用价值多多，然而其药性苦寒清热，多用于实证泄热之用，若是虚火上炎者，还需慎用。

生津止泻黑乌梅

众所周知，炎炎夏日，一杯冰镇的乌梅汤，足以让整个人在烦闷的午后清爽起来。

乌梅不只是好吃，还是一味好药。那么乌梅有哪些功效呢？

1. 敛肺止咳

有些人咳嗽反反复复总不好，长久之后因为久咳而致肺气虚弱，肺气不固，越咳肺气越虚，因此，久咳之人当先固肺气而止咳。

乌梅味酸涩，性平，入肺经，酸善收敛，功善收敛肺气，而改善肺气外逸的情况，肺气稳固，则咳自止。乌梅固肺气而止咳，但若是咳嗽初起人群乌梅并不适用，原因很简单，咳嗽初起，邪气入侵体内，此时若是用了收敛固涩的药物，易将邪气积聚于体内，中医称之为"闭门留寇"。

2. 涩肠止泻

乌梅除了入肺经，还入大肠经，具有涩肠止泻的功效。

《景岳全书》："乌梅，味酸涩，性温平。下气，除烦热止消渴吐逆，反胃霍乱……涩肠止冷热泻痢。"

然而，单味乌梅药单力薄，酌加肉豆蔻、诃子等涩肠止泻的药材，疗效更为显著。

3. 生津止渴

李时珍："人之舌下有四窍，两窍通胆液，故食梅则津生者，类相感应也。"临床常见口干舌燥、虚火上炎等热病伤津所致的津液不足诸证者，可尝试用一下乌梅。治疗此类疾病，乌梅可与甘草联用，一味酸，一味甘，酸甘化阴，生津液，止烦渴，多用于虚火灼伤津液而津液亏虚诸证。

4. 安蛔止痛

中医认为，蛔得酸则静，乌梅味极酸，功善安蛔止痛。东汉医圣张仲景的《伤寒论》中就有一张名方——乌梅丸，用于治疗"蛔厥"。

5. 调经止血

乌梅的酸涩之性还善止血止遗，《景岳全书》："治便血尿血，崩淋带浊，遗精梦泄。"女性出现月经过多，或者淋漓不尽，可以用一点乌梅来改善；此外，便血尿血等出血症状，也可以用点乌梅而起止血之效。

肝肾同治菟丝子

菟丝子名字的由来，葛洪在《抱朴子》中为其释名，说菟丝子生根发芽之初，形似兔子，其植物整体上像丝一样细而缠绕，故得名菟丝子。

菟丝子又名吐丝子，这主要是由于菟丝子原本是一味种子类药材，你去用水将之煎煮，菟丝子的种皮就容易破裂，会露出里面黄白色的小胚芽，形似吐丝之状，故名曰"吐丝子"，也有人说菟丝子的名字是由吐丝子谐音而来。

须知，菟丝子又名"无根草"，是一种寄生类的植物，它的茎一圈又一圈地缠绕在其他植物上，理所当然地吸收着其他植物的营养而存活，诸如大豆、土豆、胡麻、花生等。若是放任不管，农作物很容易有营养不良的问题而歉收。所以，在农村，菟丝子常常被视作为有害植物而被除掉。

菟丝子虽有害于植物，但对于我们人体来说，却是一味不可多得的良药。

1. 腰膝酸软

腰腿不利的问题，可以说是困扰了好多人，尤其是老年人。

一些人或远足，或登山，或是走亲访友，或是出门办事，晚上一回到家，这腰膝酸软到不行，自以为可能是缺钙所致。

须知，腰膝酸痛的问题并非全是缺钙所致，同样的，补钙也并不能完全解决腰膝的所有问题。我们吃下去的钙片首先会通过脾胃消化吸收，进入血液而成血钙，随后再进入我们的骨骼，充盈我们的筋骨而成骨钙。

所以，若是脾胃虚弱者，消化吸收本就存在问题，吃下去的钙片难以被身体所吸收，又如何将之转化成血钙或是骨钙呢？

在中医的范畴中，腰膝酸痛无力等问题，多属"肝肾亏虚"。中医认为，肝藏血主筋，肾藏精主骨。肝充则筋健，肾充则骨强。肝肾精血充足，则人之筋骨强健。

菟丝子味甘性平，主入肝、肾经，味甘能补，性平而无寒热之偏，是故，菟丝子尤善补益肝肾而强壮筋骨，为强筋健骨之常用药。如果想要效果更好一些，可酌加骨碎补、杜仲等补肝肾、强筋骨的药材。

2. 牙齿松动

菟丝子不仅可以强健我们的筋骨，同样可以稳固我们的牙齿。中医讲了，肾主骨，齿为骨之余。说的是牙齿是骨头的余气所化生。肾气亏虚不足，牙齿的根基自然不会稳固，所以，这也就是为什么人上了年纪后牙口越来越差、牙齿越来越松动的原因之一。若是和补骨脂同用，效果更佳。

3. 遗尿

什么是遗尿，简单讲，就是尿床。众所周知，小孩子和老人可以说是遗尿的高发人群。

小孩子之所以会遗尿，主要是由于小孩子的发育还不完善，肾气还相对匮乏。而老年人之所以会遗尿，主要是因为随着年龄渐长，肾气逐渐亏虚，须知，肾为先天之本。

不难发现，这两类高发人群遗尿的问题主要还是肾气亏虚所致。这个时候同样可以用上一些菟丝子，菟丝子温肾固精，是用于遗尿之常用药。也可加用一味韭菜子，疗效更佳。

4. 尿急尿频

尿急尿频，多为肾阳亏虚所致。膀胱的主要生理作用是储存人体的津液，而这津液主要是由清液和浊液所组成。若是一个人肾阳充足，就足以将膀胱中的清液向上蒸腾，回归于肺，重新为人体所用，剩下的浊液就以小便的形式排出体内。

反之，若是肾阳亏虚，无力蒸腾膀胱中的清液，这些清液上不去自然就会往下走，和那些浊液一起从小便而出，尿频尿急的症状由此而来。菟丝子性温，又入肾经，可温通肾阳，给我们的肾阳添上一把火；此外，菟丝子虽是温性的药材，可它一点也不燥，并不会伤及我们人体的津液。

单味菟丝子用于尿频毕竟药力有限，可加用乌药、益智仁等固精缩尿的药材。

5. 胎动不安

菟丝子还有安胎的作用，中医认为，肝主冲任二脉，冲主血海，任主胞衣；而肾主生殖。菟丝子入肝、肾经，既可养益冲任二脉而稳血海、胞衣，又可养肾益精，充实胎儿的先天之本。

6. 目昏耳鸣

人老了，眼睛、耳朵的问题就会逐渐显现，诸如老眼昏花、耳鸣等情况时有发生。

中医认为，这主要是由于肝肾亏虚所致，肾藏精，为先天之本，随着人的年龄渐长，肾气日渐亏虚；肝藏血，精血同源，肝肾也是同源。目为肝窍，耳为肾窍，肾中精气不足，同样会影响到肝血的化生，肝肾精血亏虚，自然难以濡养到眼睛和耳朵。所以，大家可以去看，眼睛和耳朵的问题往往会同时出现，就是因为肝肾精血出自同源的原因。

菟丝子既能补肾阳，又能补阴精，不燥不滞，实为阴阳双补之良药。又入肝、肾、脾经，功善固精、缩尿、止泻、明目、安胎，还常用于肾虚腰痛、消渴等症。

然而，并不是所有人都适合服用菟丝子，凡是阴虚火旺、大便燥结、小便短赤者须慎用。

祛湿养心徐长卿

徐长卿始记载于《神农本草经》，主产于江苏、安徽、河北、湖南等地，多秋季采挖。因其入药部位为其须状根，形似细辛，又别名"竹叶细辛""土细辛"。

那么徐长卿有哪些药用功效呢？

1. 风湿痹痛

徐长卿是一味辛温的药材，辛可行散，温能燥湿，善将骨子里的湿邪、风邪驱逐出我们的体外。

《常用中草药手册》提到徐长卿治"风湿骨痛。"

2. 胸痹心痛

冠心病的全称是冠状动脉粥样硬化性心脏病，说的是我们体内的血管长时间被一些瘀血、斑块附着，导致血管不同程度的狭窄，通过的血流也遭到了限流，供给心脏的血流量大打折扣。临床表现为平日里还没走几步路就容易喘，同时伴有胸闷甚至胸痛的症状。

徐长卿有辛温通散之性，不仅能祛风除湿，又善活血通络，将我们体内的血瘀、斑块化散开来，血管畅通无阻，胸痹心痛的问题自然也得以改善，心功能得以恢复。

3. 牙痛

牙痛不是病，疼起来要人命。

如果你对西药心存芥蒂，但牙又疼得厉害，不妨可以试试徐长卿。

内服；或者取一点徐长卿水煎后漱口并内服，或者直接研末冲服。

4. 跌打损伤

徐长卿具有活血止痛的功效，可以用于跌打损伤诸证，轻症单用即有效。若是重症者可酌加红花、乳香、姜黄等活血化瘀的药材。

5. 湿疹顽癣

徐长卿同样可以用于治疗湿疹顽癣，中医认为，湿疹、风疹、顽癣大都由外感风邪、湿邪长期侵犯肌表所致。然而风为百病之长，湿性最为黏腻，因此，风疹、湿疹病程较长，病情也容易反复，生活中最常见的情况就是手足癣后反反复复好不了。

徐长卿功善祛风止痒，单用或入复方皆可，内服或煎汤外洗均可。

徐长卿虽功效良多，但并非每个人都适用。徐长卿辛温而燥，既善化瘀，又长于祛风，体虚多病、久病者还需慎用。

外科至药话重楼

重楼，主产于四川、广西等地，多生于林下阴湿处。

重楼的叶子围绕着茎秆而生，多为两层，加上其顶生的花，共为三层，远远地望去，就像是一座三层的小楼一般，故得名"重楼"。

重楼的叶子一般为 5~9 片，其中 7 片最为常见，形似伞，加上其顶生的花一朵，所以又名"七叶一枝花"。

那这味小小的重楼到底有哪些药用功效？

1. 癌肿

中医认为，所谓肿瘤，主要是由于七情劳欲、脏腑失调，致使生痰聚瘀，气血凝结而成。而体内的瘀血、浊气、痰湿长时间的滞留，造成局部的瘀堵，身体内就容易出现肿物，如梅如李，日久增大，界限分明，色白而肿痛，亦可破溃化脓，病程大都漫长。

简单来说，肿瘤多因热、痰、瘀、毒互相交结所致肿块化生，所以，大部分治疗肿瘤的方子都用到了清热解毒、消肿止痛的药材。

重楼味苦，性微寒，尤善清热解毒，又功兼消肿止痛，为治疗癌肿之常用药。

癌肿病程较长、病情复杂，单单一味重楼或未能行之有效地解决癌肿，可酌加石见穿、半枝莲、夏枯草等清热解毒、散结消肿的药材。

2. 疔疮痈肿

重楼不仅可以用于治疗消散身体内的癌肿，同样也可以行散长在身体上的疔疮痈肿。

何为疔？它就像是一枚钉子一样，牢牢地扎根在我们的皮肤上，随着日积月累的时间洗礼，它依旧纹丝不动。

何为疮？病字头下一个仓库的仓，即是病邪的仓库，身体中的热毒，总要寻求出路，多从皮肤而出，因此皮肤上的疮痈多见红、肿、热、痛。

重楼功善清热解毒，明代《滇南本草》中曾有记载："重楼，一名紫河车，一名独脚莲。味辛、苦，性微寒……是疮不是疮，先用重楼解毒汤。此乃外科之至药也，主治一切无名肿毒，攻各种疮毒痈疽，发背痘

探秘神奇的中药

疗等症最良。"

同时，可以酌加金银花、连翘等清热解毒的药材，疗效更佳。

3. 咽喉肿痛

初秋季节，风阳化燥。凉风裹挟着余阳，就容易滋生燥邪。燥邪最易伤肺，而肺喜润恶燥，开窍于鼻，喉为门户，燥邪袭肺，首见咽喉肿痛。

这个时候不妨用上一点重楼。重楼可清泄肺中燥热，以改善咽喉肿痛的症状。如果想要效果更好一些，可以加用板蓝根、大青叶等清咽利喉，清热解毒的药材。

4. 毒蛇咬伤

重楼始记于《神农本草经》，《本经》中就讲重楼"一名蚤休，生川谷。"可见，重楼原名蚤休。

何为蚤休？

明代医家李时珍在《本草纲目》中为其释名："虫蛇之毒，得此治之即休，故有蚤休、螫休诸名。"蚤，泛指昆虫，多指跳蚤，叫重楼为蚤休，是指虫蛇之毒遇到重楼可休矣。

称之为蚤休，说的是重楼治疗毒蛇毒虫咬伤的功效。

需要注意的是，若是真的被毒蛇毒虫咬伤了，第一选择仍然是及时去医院就诊，以免贻误病情。

5. 跌扑伤痛

有些人跌打损伤，损及筋骨而见肿胀，这个时候同样可以用上一点重楼。重楼功善消肿止痛，内服外敷均可。

6.惊风抽搐

儿童就像是早晨七八点钟的太阳，阳气充足得很。一旦儿童出现发热，很容易体温烧得很高，甚至出现惊风抽搐的问题。

中医认为，这主要还是由于热极生风所致。肝主藏血，为刚脏。气血充足，人就显得朝气蓬勃。若是肝经郁热，肝阳上亢，体内就容易滋生肝风。肝风内动，小孩子就容易出现惊跳、抽搐的症状。重楼主入肝经，善清肝热，为治疗小儿惊风抽搐之良药。

重楼的功效良多，但并不是每个人都适合服用重楼。重楼性寒凉，是故，体虚、无实热者，孕妇还须慎用。

麻木之药祖师麻

祖师麻，原名祖司麻，祖，即先祖，司，有掌管的意思，麻，这里讲的是麻木之意。古人因其尤善治疗各类麻木之症，故命名其为祖司麻，意思是说祖司麻的世世代代都在为治疗麻木之症而献身。后来，"司"与"师"相谐音，故名"祖师麻"。

除此之外，祖师麻的别名有好多，在四川一带，它叫"牛皮草"；在青海一带当地农民称之为"冬夏青"；甘肃一带的老农则叫它"狗枇杷"；而在中医圈内，医家依据它的药用价值称它为"大救驾"。

祖师麻的叶子细长而有光泽，当中有一根很长的叶脉，到了夏天就会开出黄色的小花，而到了秋天，就会结出红彤彤的果实，和我们常吃的圣女果非常的相像。

祖师麻既然这么好用，到底有哪些药用功效呢？

1. 风湿痹痛

有些人一遇上阴雨天，就容易关节痛、肩颈痛、腰膝痛等。正是因为风邪湿邪趁虚而入，加之湿邪属于阴邪范畴，在阴冷、潮湿的天气最是活跃。

祖师麻味辛性温，辛味可以行散掉入侵于内的风邪，而温性可以燥湿，可以把盘踞于骨节的风湿消散开来。

2. 四肢麻木

维持人体正常的运动，主要靠的是一腔热血。血液遍布我们周身，所以，即便是在严寒的冬日里，我们的身体、四肢也是温热的。血液的运行，主要靠的还是心脏。心为君主之官，主血脉。而我们的四肢因为离心脏最远，又被前人称之为四末。一旦血液运行无力，或是精血亏虚，都很难为离心脏最远端的四肢提供充足的血液，因此而症见四肢麻木。

祖师麻入心经血分，既善补心血，又可助心血的运行，为治疗四肢麻木之常用药。若是还想效果更好一些，可酌加川芎等活血行气的药材。

3. 头痛

不通则痛，中医认为，之所以会有头痛，主要还是因为局部的气血遭到阻滞，气滞血瘀所致。

祖师麻善行气血而化血瘀，把淤堵的血管慢慢疏通，头痛的问题自然也得以改善。此外，也可以加用细辛、白芷等辛温的药材以助气血的运行而止头痛。

4. 跌打损伤

不管是跌伤，打伤，撞伤，扭伤，抑或伤到肌肉，伤到韧带，伤到骨节，都会导致出血，血液瘀滞，形成瘀血。

有瘀血，用上祖师麻，可以同时加用一些三七，效果更佳。

5. 胃痛

此外，当有些人发生胃痛连心的时候，也可以用上一些祖师麻来改善。

下篇·中成药篇

心 病

中医的"心"

心就是那个一直怦怦跳的脏器吗？西医所说的心，就是指我们身体当中的一种器官，推动着血液循环。但是中医讲的心和西医说的心含义是不一样的，在中医里面的心，不是一个简简单单的一个心所能概括的，它的意义很广泛。今天我们就和大家聊一聊心的那些事。

1. 心主血脉，其华在面

心主血脉，说的是运行在我们体内的血液，大都依赖于心脏的搏动而循环周身，发挥其濡养的作用。心脏的正常搏动，主要依赖于心气。健康的人，心气旺盛，血脉充盈，脸色看上去就显得红润而有光泽。

若一个人心气不足，或是血脉空虚，面色无华，脸色惨白，脉细小

探秘神奇的中药

无力，这样的人，大都为血虚，要么就是气血两虚，适合使用当归、黄芪气血双补、互根互用。

还有一些人，心血瘀滞、血脉受阻，难以向上滋养头目，因此，这些人往往脸色看上去显得晦暗。再去看看他们的舌头、嘴唇多有发青发紫，更有甚者，还伴有心前区的憋闷、刺痛，不通则痛，就是这么个道理。因此，中医治疗当活血化瘀为主，可酌用红花、桃仁、丹参等药材进行改善。

所以一个人的心脏好不好，通过面色也能看出个大概，这就是中医所说的其华在面。

2. 心藏神

心藏神，也有说是心主神明，其实是一个意思。中医认为，人的精神、意识、思维活动主要归属于心，因此心又被称为"五脏六腑之大主"。

很多人会因为第二天要考试或是抽查而惴惴不安、心神不宁、魂不守舍，说的正是心藏神这回事。

3. 在志为喜

所谓心在志为喜，说的是心的生理功能息息有关。喜乐过度，心神就容易受伤，学生时代课本里的范进中举，说的就是过喜而损伤心神的故事。

4. 心开窍于舌

说舌开窍于心，主要是因为舌的味觉功能和正确地表达语言的功能均有赖于心主血脉和心主神志的生理功能，舌为心之外候，又被称为

"心之苗"。

心火旺盛的人，容易表现在舌头上，这也就是口舌生疮的原因之一。

5. 心与季节的关系

心位于胸中，五行主火，为阳中之太阳。《素问》："心者，生之本，神之变也，其华在面，其充在血脉，为阳中之太阳，通于夏气。"

春季正是阳气生发之时，又与肝木相照应，木可生火，因此心气渐旺；到了夏季，本就是心的主场，阳气正盛，心气也最为旺盛；转眼间就到了秋季，秋主金，心火最易伐金，金得损，心火易遭损耗，是故阳气渐衰，心气也跟着减弱；一到了冬季，冬主水，最克心火，因此阳气衰极，心气最弱。

6. 心与时间的关系

不仅一年四季与五脏息息相关，一天二十四小时亦是如此。在中医的认知范畴中，白天为阳，晚上为阴，如果再细分一些呢，上午为阳，下午为阴；上半夜为阳，下半夜为阴。每天临近中午的时候，都是一天内阳气最重的时候，心为阳中之太阳，所以每天中午午睡，不仅可以缓解上午的劳累，同时也可充盈我们的心气；半夜，尤其是下半夜，为阴中之阴，这个时候不好好睡觉，打游戏、追剧就很容易损耗人体之阴液，久而久之就容易阴虚。

7. 心与地点的关系

心五行主火，五方为南，说的是心气通向南方。《素问》："南方生热，热生火……在脏为心。"这个很好理解，南方城市多为炎热。所以，广东地区大都有喝凉茶的习惯，家中煲汤的时候，也多有用鸡骨草等清热燥湿的药材。

说了这么多，大家肯定了解了心的特点，接下来还会为大家普及几个治疗心病的常用方剂。

活血化瘀之麝香保心丸

天气一冷，老年人心血管问题就容易爆发，诸如冠心病、心绞痛、心肌梗死、心肌缺血等，典型的症状表现为胸闷、胸痛，活动后加重。中医将之统称为胸痹。

胸痹，主要是因为体内血液被淤堵在心脏之外，难以持续地给心脏供血，心脏缺失了血液的濡养，自然会有胸痛的感觉，所谓不通则痛。

麝香保心丸，活血化瘀，临床常用治疗心血管疾病。主要组成：麝香、冰片、牛黄、苏合香、蟾酥、肉桂、人参。

1. 开窍药：麝香、冰片、牛黄、苏合香、蟾酥

麝香是一味辛温的药材，入心、脾经，善于开通走窜，可行血中瘀滞，开经络之壅遏，以通经散结而止痛，配伍上红花、桃仁、川芎等活血化瘀的药材，可治疗经闭、癥瘕；配伍上木香、桃仁等理气活血的药材，可用于心腹暴痛；配伍上乳香、没药等活血祛瘀的药材，可治跌打损伤、骨折扭伤；配伍上威灵仙、独活等祛风湿，通经络的药材，可治痹症疼痛。但凡是血瘀所致的各种疼痛，都可以用麝香化瘀而止痛。

不仅如此，麝香还有极其浓烈的香味，中医认为，香能开窍，因此，麝香具有开窍醒神通闭之效，最宜治疗闭症神昏，为醒神回苏之要药，不论寒闭、热闭都可以拿麝香来改善。

冰片，是龙脑香树干经水蒸气蒸馏所得的结晶，冰片味辛、苦，性微寒，开窍醒神之力较麝香稍有逊色，为凉开之品。多用于热病壮热之神昏、痰热内闭、小儿急惊等热闭神昏。

牛黄，是牛的胆结石，牛黄苦凉清泄，芳香开窍，入心、肝经，既善凉肝、清心而息风止痉，治疗温热病及小儿惊风、壮热神昏、惊厥抽搐；又善清心祛痰、开窍醒神，治疗痰热蒙蔽心窍之热入心包、中风、惊风、癫痫等症；此外，牛黄还善清热解毒，多用于热毒壅滞郁结之喉咙肿痛溃烂等症。

苏合香是一种树脂，具有独特的香味，功善开窍醒神。与冰片不相同的是，苏合香味辛性温，具有温通之性，可辟秽祛寒，为治疗寒闭之要药。苏合香与冰片，一温一寒，协同麝香共治各类闭症。

蟾酥辛温走窜，入心经，尤善开窍醒神、辟秽，为治疗神昏之良药。

2. 活血化瘀：肉桂、人参

肉桂为辛温之品，功善温通经脉，以助血行；人参为大补元气之药材，用一点人参，帮助气机的转运，血液也就流动起来。开窍药难免会损伤正气，人参起到了补充正气的效果。

为什么麝香保心丸中含有这么多的开窍药？

不论是心肌梗死，抑或是心肌缺血，还或是心绞痛，都需将体内的血瘀冲开，开窍药首当其冲，而麝香不仅可开窍醒神，又具活血化瘀之功效，为治疗心血管疾病之良药。

探秘神奇的中药

128

活血行气降脂之心可舒胶囊

猝死，离我们真的很遥远吗？连续加班，有时候直到凌晨五六点才睡。现在太多的职业需要熬夜、需要久坐。长时间的日夜颠倒，加上久坐，体内的气血运行就容易缓慢，气滞血瘀，内热而生，灼烧津液，炼而为痰，血瘀和斑块附着于血管壁上，血管局部狭窄，限制了血流的正常通过，供给心脏的血流也相对减少，心肌缺血、早搏等心血管疾病也就随之而来。

所以，长期做夜班的人，心脏的功能多半会受到影响。

而心血管疾病在中医的认知中多属"气滞血瘀"的范畴，其中以冠心病、心绞痛较为多见。

冠心病，即冠状动脉粥样硬化性心脏病。中医认为"年四十，而阴气自半"，肾气已虚，鼓动血脉运行之力不足，机体内已有血行迟缓、聚湿生痰、瘀而不通之势，这是冠心病发生的前提和基础。

此外，心血管疾病不仅是长期不良的生活习惯所致，同样，也和我们日常的饮食有着千丝万缕的关联。

现在的生活，过食肥甘厚味，首先损伤的就是我们的脾。中医认为，脾主健运，为后天之本，主要负责把消化好的水谷精微转运到五脏六腑，以提供营养支持，以助全身气血的生化，因此，脾又被称为气血生化之源。若是脾胃失司，健运不得，水谷精微全都郁积在中焦，就容易滋生痰浊和斑块，也就是我们常说的高脂血症。

而高脂血症在中医的认知中，主要属于"痰湿""血瘀"的范畴。

须知，冠心病的人群多半是伴有些许血脂问题的。

此外，冠心病的患者也多因血管堵塞狭窄而伴有高血压的问题。

心可舒胶囊，既善活血化瘀，又可降脂泄浊，常用于冠心病、心绞痛、高血压、高血脂等症。主要组成：丹参、葛根、三七、山楂、木香。

丹参，丹参味苦而性寒，尤善活血化瘀，前人素有"一味丹参饮，功同四物汤"的说法。

葛根味甘辛，轻扬升散，性偏凉而善清，其升举阳气之力，兼可疏通经络，可助丹参疏通瘀滞在体内的血瘀和斑块。

三七长于活血化瘀，如同人体血管的清道夫，祛瘀而不伤新，活血而不伤正。此外，三七活血化瘀之时，又兼有行气之效，实为改善瘀血阻滞所致的胸闷，胸疼之要药。

山楂味酸而甘，性微温，功善活血化瘀，为降脂泄浊之常用药。

木香味辛、苦，性温，主入脾胃经，功善行气导滞调中，气行则血行。

此外，想要健康的身体，单单靠药物是远远不够的，健康的生活习惯、作息、饮食同样也非常重要。

活血通脉止痛之丹七片

冠心病，全称即冠状动脉粥样硬化性心脏病，指的是我们体内的血管壁上被瘀血、斑块所附着，血管因此而变得狭窄，通过的血流量大不如前，供给心脏的血液也开始减少，出现心肌缺血，由此而引发心痛等症状。当你毫无原因地突现胸闷、气促、胸痛等症状的时候，就需要考虑是否存在心血管系统的疾病。此外，冠心病患者因心功能欠佳、心脏负担大，常常伴有下肢水肿的症状。

冠心病是西医的说法。在中医认知中，冠心病多属"胸痹""心痛""气滞血瘀"的范畴，多见于中老年人群。中医认为"年四十，而阴气自半"，肾气已虚，鼓动血脉运行之力不足，机体内已有血行迟缓，聚湿生痰，瘀而不通之势，这是导致冠心病发生的前提和基础。

那为何会出现下肢水肿呢？

心与小肠互为表里，在生理上，小肠泌别清浊，将其清者向上输布于心，将其浊者向下通过膀胱排泄出体外，而血瘀气滞者心脏功能受损，多会累及小肠，水排不出去，水性趋下，因此，心脏功能欠佳的人群，大多都伴有脚肿的症状。

丹七片，既善活血化瘀，又兼可行气。主要组成：丹参、三七。

丹参，出自《神农本草经》，其色红，又名赤参，中医认为，红色入心。是故，丹参主入心，肝血分，具有活血祛瘀、消癥散结的功效，为活血化瘀之要药。

前人素来便有"一味丹参饮，功同四物汤"的说法，说的是一味丹参活血的功效就可以与当归、熟地、川芎、白芍四味药材相媲美。因此，丹参常常单用即效。现如今，为方便使用，丹参也多被制成各种中药注射剂，用于改善胸痹心痛人群的不适。

三七长于活血化瘀，如同人体血管的清道夫，祛瘀而不伤新，活血而不伤正。此外，三七活血化瘀之时，又兼有行气之效，实为改善瘀血阻滞所致的胸闷、胸疼之要药。

文章的最后，简单聊下三七粉该如何服用。

优质的三七质地坚硬难以折断，一般家用打粉机是无法将三七打磨成粉的，所以，一般买到的三七多为三七粉。《中国药典》里面清楚地记载着三七味甘、微苦。也就是说优质纯正的三七入口虽有些许苦味，但立刻就会回甜。要是你吃到的三七只有苦味，或是辛辣之味很重，那可能是你吃到的三七并不太正宗。

三七粉建议早上空腹服用，容易吸收，而发挥其疗效。

气阴双补之稳心颗粒

正常的心脏本应该是有节律地跳动，如果心脏跳得太慢，就容易感到胸闷而喘不上气来；若是心脏还扑通扑通地狂跳不停，就容易睡不着觉，心慌，影响白天的精神。这种情况，西医认为大概率是心脏早搏或者心律不齐。

在中医看来，出现这种情况，主要是气阴两虚，心脉瘀阻。心气、心血亏虚，影响到了心脏的正常功能。

稳心颗粒，是一个既善养心气、又可养心血、兼可化瘀的中成药。主要组成：黄精、党参、三七、琥珀、甘松。

黄精，与"黄金"谐音，说其是药中黄金一点都不为过。黄精质润甘补，平而不偏，上入肺经，中入脾经，下入肾经，功善滋肾润肺、补脾益气，为气阴双补之良药，同时，又是滋养精血之常用药。

此外，黄精还是药食同源之佳品。古时候，食物紧缺，尤其是冬天，好多人纷纷跑到山里去挖黄精，靠黄精来充饥。然而，黄精生用比较涩口，因此常常九蒸九晒后才服用，也就是我们常讲的制黄精，药性更平和，口感也更好。

党参味甘善补，性平不燥不腻，功善益气养血生津，为健脾益气之常用药。

三七甘温微苦，甘善补益，温可通滞，苦可降泄，长于活血化瘀、通经止痛，但凡是血瘀问题，都可选用三七来改善。

此外，三七化瘀的同时，还兼具收敛新血之功，与黄精、党参同用，一边补，一边通，能较好地改善血瘀的问题。

琥珀味甘性平质重，兼具活血化瘀的功效，可助三七共奏活血散瘀之用。

最后用一味甘松，甘松有一股独特的香味，多被用作香料，主入脾、胃经。心主血脉，而心脏本身并不能生化血液，脾胃才是气血生化之源。胃的主要生理功能是消化腐熟我们吃下去的水谷，脾将经胃消化过后的水谷精微转运到五脏六腑，从而生化气血，以供给心脏，心脏才能正常地工作。因此，治疗心悸、早搏不仅要益气养阴，同时还要补脾益胃。

最后做一总结，稳心颗粒补中有行，共奏益气养阴、活血化瘀之效，多用于气阴两虚、心脉淤堵所致的心悸、早搏。

值得一提的是，大家服药后若是出现心脏越来越不舒服的时候，务必要及时去医院早做检查。

稳心颗粒多用于心悸、早搏，以及心动过缓的人。

行气活血之通心络胶囊

冰冻三尺非一日之寒，疾病也是一样。我们身边所发生的那些突发状况，诸如突然不省人事、胸痹心痛等，大都是由于体内气滞、血瘀、痰凝日久所致。

中医认为，体内气机运行缓慢，就难以推动血液的畅行，气滞血瘀日久，就容易在血管中形成瘀血，加上久郁容易生热，热邪灼烧津液，炼而为痰，与瘀血一同容易淤堵于血脉，血管遭到了淤堵，能通过的血流量自然大大减少，供给心脏的血流量也同样大打折扣，不通则痛。此外，有过脑梗病史的人群，大都存在中风后遗症的情况，诸如口眼歪斜、语言不利、半身不遂，其实，这也是由于气滞、血瘀、痰凝所致。

通心络胶囊，既能行气，又可活血，兼可化痰。主要组成：人参、水蛭、土鳖虫、赤芍、乳香、降香、檀香、全蝎、蜈蚣、蝉蜕、冰片、酸枣仁。

1. 大补元气：人参

人参味甘，性微温，主入心、脾、肺经，人之元气起于肾，上及于肺，为人体生化动力之源。人参功善大补元气，元气充沛，则足以助血畅行。

2. 散瘀通络：水蛭、土鳖虫、赤芍

胸痹心痛，当先破除体内的血瘀、斑块，此药中用到了水蛭、土鳖虫、赤芍。

水蛭，也就是我们常讲的蚂蟥，栖息于溪流边、稻田里，靠吸食人血为生。水蛭入药后，其味咸苦而入肝经血分，力峻效宏，尤善破除血管中瘀滞之血块、斑块而疏通经络，为破血逐瘀消癥之良药。

土鳖虫，喜生活于阴湿的松土中，怕阳光，昼伏夜出。和水蛭一样，其味咸性寒，专入肝经血分，性善走窜，功善活血化瘀，通经止痛，为治疗血瘀诸证之要药。

赤芍味苦，苦善降泄，主入肝经，善走血分，是故，赤芍尤善散瘀通络，为治疗瘀血阻滞所致诸证之良药。此外，赤芍性微寒，功兼清热凉血，可清泻久郁而生的热邪，为清肝泻火之常用药。

赤芍、白芍均主入肝经血分，然赤芍味偏苦寒，善泄血分中热而散瘀通络；白芍味偏甘酸，长于补益肝血，又兼收敛之功，可谓是补敛并俱。前人称之为"白补赤泻"。

3. 行气活血：乳香、降香、檀香

乳香，原产于索马里、埃塞俄比亚，原为进贡给皇家御用的香料，后来逐渐发现其行气活血止痛的功效，而入药。

乳香味辛、苦，性温，辛能行散，苦可降泄，温能通滞，加之其味芳香而善走窜。内能宣通脏腑，通达气血，外壳透达经络，功善活血止痛，兼可行气，但凡是血瘀气滞诸证皆可选用，内服外用皆宜。

降香、檀香均为其原植物的干燥心材。

何为心材？就是木材中最中心的部分。

胸痹心痛的原因之一，就是外来寒邪侵袭，寒性主收引，是故寒凝血脉而致使气血不通。

降香、檀香均为辛温的药材，辛可行散，温可散寒，尤善温阳通脉，将体内的寒邪驱逐出我们的体外，寒邪即除，气血通畅。其中，降香既善活血化瘀止痛，其味香气清烈，又可入血分而降气，辟秽化浊，实为活血理气化浊之要药。檀香辛香温通，入心、肺、脾、胃经，长于宣畅胸膈气机，温散脾胃寒郁，为行气止痛之良药。

4. 息风止痉：全蝎、蜈蚣、冰片、蝉蜕

气滞血瘀日久者，即便是经过治疗痊愈后，也难免会落下病根，偶见口眼歪斜、语言不利、半身不遂等症状。这主要是由于本体先虚，阴阳失去平衡，气血逆乱，热极生风，加之痰瘀阻滞，肢体失养所致，中医称之为"痉证"，多属于"偏瘫""偏枯""偏废"等病证范畴。

全蝎、蜈蚣均为虫类药材，虫类药材最大的特点就是善于搜剔体内的风邪，并疏通经络，加上全蝎、蜈蚣本就是辛散温通的药材，主入肝经，尤善息风止痉，搜风通络止痛，为改善中风后遗症之要药。

蝉蜕味甘性寒，其性轻浮宣散，入肝经善凉散肝经风热而解痉，可助全蝎、蜈蚣共奏止痉之功。

冰片辛苦性凉，既可化散聚积于内的痰浊而化痰开窍醒神，痰浊化散，痉证自除，又能清泄久郁而生之热邪，为凉开之常用品。

5. 补心养血：酸枣仁

酸枣仁味酸甘，性平，入心、肝经，善滋养心血而宁心安神，此外，酸枣仁兼具酸性，而兼收敛之功，为补敛并俱之良药。

通心络胶囊中的药材药性峻猛，宜饭后服用，以免损伤脾胃正气。

血管清道夫之失笑散

"失笑"，说的是忍俊不禁而发笑。失效散仅含二味平易之药，竟能使瘀血疼痛霍然若失，其止痛效果之佳，使人忍不住发出笑声，故称之为"失笑散"。

中医认为，心主血脉，血液在血管中流淌受到四季的影响。春夏之季，阳气生长，脉管充盈，气血充足；秋冬之季，阳气虚衰，脉管收引，气血流淌相对就会缓慢，所以这也就是为什么心血管疾病秋冬之季较为高发，尤其是寒冬腊月里，急诊室里多为心肌梗死发作的老人。

失笑散，出自《太平惠民和剂局方》，功善活血化瘀，可用以缓解胸痛症状。主要组成：蒲黄、五灵脂。

蒲黄味甘、微辛，性平，具有化瘀而止痛之功效，常用于治疗瘀滞胸痛、胃脘疼痛，以及产后瘀阻腹痛、痛经等证。此外，蒲黄甘缓而不峻，性平而无寒热之偏，主入心、肝血分，既能止血，又能活血，善治出血诸证，不论症属寒热，都可以用一些蒲黄。蒲黄是花粉类药材，煎煮的时候需要包煎，不然一来容易煳锅，二来一粒粒的喝起来口感也较差。

五灵脂苦甘温通疏泄，主入肝、脾经，肝藏血，脾统血。因此，五灵脂入肝经，善活血止痛，为历代医家视为治疗血瘀诸痛之要药，单用即效。又入脾经，功兼止血，多用于妇女血瘀崩漏，月经过多，色紫多块，少腹刺痛，可单用，也可配伍上三七、蒲黄、生地等止血药材同用，而加强化瘀止血之力。历代医家视五灵脂为治疗血瘀诸痛之要药。若是治疗脘腹疼痛如刺，常常会配伍上延胡索、没药、香附等理气止痛的药材；若是治疗闭经、痛经、产后腹痛等症，常会配伍上当归、益母草等药材，以活血调经；若是治疗骨折肿痛，可与乳香、没药等药材同用。

五灵脂入煎剂宜包煎。

五灵脂甘温走肝，生用则活血；蒲黄甘平入肝，生用则破血。

两药同用，酌加酒煎以行其活血破血之力，既能化瘀血，又可养新血，其味偏甘而不易过伤脾胃，辛温之性尤善化瘀，不经意间诸证悉除，令人不禁哑然失笑，故名"失笑散"。

本方常用于冠心病、高脂血症。此外，痛经、宫外孕、慢性胃炎等瘀血停滞诸证也可一用。

失笑散一方两药，仅为一个基础方：若是淤血甚者，可酌加桃仁、红花、丹参，以增强活血祛瘀之力；若是兼见血虚者，当合用当归、熟地、川芎，共奏养血调经之功；若是胸痛剧烈者，可加用乳香、没药，用以化瘀止痛；兼有气滞者，宜选用香附、川楝子以行气止痛；若是兼有寒证者，当配伍炮姜、艾叶、小茴香等以温经散寒。在服用五灵脂的时候，切勿与人参同用，因为五灵脂会降低人参的药性。

需要注意的是，如服药后胸痛依然无法缓解，且持续加重，应立即就医。

滋阴养血益气之炙甘草汤

心律失常，是指心律起源部位、心搏频率与节律以及冲动传导等任一项异常，说得直白点，就是心脏跳动得不规律，或快，或慢，更有甚者时快时慢。然而，心律失常终究是西医的说法，在中医的认知中多属"心悸""怔忡"的范畴。

维持我们心功能正常的力量主要是心气和心血。其中，心气又被称为心阳，是动力的来源，心气充沛，才能推动心血如同涓涓细流潺潺不息；而心血属津液范畴，又被称为心阴，心血充足才得以维持心脏正常地、有节律地跳动。若是体内气滞不足以行血，血虚又难以濡养心脏，就容易导致五脏六腑内的气血阴阳俱虚，气滞血瘀相互交结在一块儿，以致心失所养、心脉失畅而引起心慌、心悸诸证。

炙甘草汤，出自东汉名医张仲景的《伤寒论》，功善养心血，滋心阴，益心气，壮心阳。仲景先师在写下这张方子的时候，曾写下这样一句话："脉结代，心动悸，炙甘草汤主之。"

何为脉结代？脉结代，其实说的是中医中的两种脉，一种是结脉，一种是代脉。不论是结脉也好，代脉也罢，说的都是脉搏跳得比较缓慢，还时不时地停顿那么一下；其中，结脉是不规则的停顿；而代脉是停顿得比较有规律，诸如跳两下停一下，或者是一强一弱。

何为心动悸？心动悸是对脉结代的补充，意思就是心脏不正常的跳动，比如心悸，就是心脏猛地跳动一下，就是不正常的跳动。

炙甘草汤主要组成：生地黄、麦冬、阿胶、人参、桂枝、炙甘草、火麻仁、生姜、大枣。

1. 滋阴养血：生地黄、麦冬、阿胶

生地黄，味苦，夹带着些许甘甜，性偏寒，被前人称为大地之精髓，为滋阴之圣药。生地黄主入肾经，尤善滋肾阴。肾为先天之本，肾阴亦是一身之阴之根本，肾阴充足，加上生地黄性偏寒凉，为清热凉血之常用药。

生地黄既可引肾水上行而制约心火，又可充足心阴，心火灭，心阴足，心脏自然得以安稳。

麦冬味甘而微苦，性微寒，主入心经，功善滋养心液，而清心除烦。麦冬与生地同用，一个补上焦心阴，一个充下焦肾阴，心肾相交，改善心悸之证。

阿胶为血肉有情之品，其味甘性平，质地滋润，为补血、止血、滋阴之要药。

2. 大补元阳：人参、桂枝、炙甘草

人参功善大补元气，人之元气起于肾，上及于肺，为人体生化动力

探秘神奇的中药

之源泉。元气充沛，则血旺津生，神安智增，改善心悸。

桂枝味辛性温，主入心经血分，善温通心阳，疏通心经经络血脉，为大补心阳之要药。但凡是寒凝血脉而阻滞心经者，皆可选用桂枝来改善。

炙甘草是由甘草炮制后而得，其味甘性温，又夹带着些许苦味而入心经，和桂枝联用，一味甘，一味辛，辛甘化阳。炙甘草在炙甘草汤中，既可助人参增添温性，又可协桂枝生化阳气以通心脉。

3. 润肠通便：火麻仁

火麻仁是一味种子类药材，富含油脂，功专润肠通便。心与小肠互为表里。小肠瘀滞不通，浊气自然会往上走，直接影响到心脏，导致心脏的经络也不通。火麻仁改善了便秘的问题。

4. 益脾和胃：生姜、大枣

为何需要调理脾胃？一来为防止诸药峻猛之药性过伤脾胃；二来中医认为，脾胃是后天之本，乃气血生化之源。因此，气血亏虚的人益气养血只是治标，健脾养胃才是治本。

若是失眠多梦者，炙甘草汤当加酸枣仁、柏子仁等养心安神的药材；若是心气不足者，当重用炙甘草、人参；若是阴血亏虚者，当重用生地、麦冬；若是心阳不足者，可酌加附子以增温通心脉之力；若是阴虚内热者，可去人参、桂枝、生姜，而加用沙参、知母、黄柏等滋阴降火的药材。

值得一提的是，煎煮这个方子的时候可以酌加少许清酒，酒为百药之长，可引药上行而直达上焦心肺。

肝　病

中医的"肝"

　　春季当养肝，是养肝祛病的好时节。五行肝属木，说的是肝气像树木一样，具有疏通、条达、升发、畅泄的功能。肝脏的功能大致有两个：一个是主藏血、一个是主疏泄。

　　1. 肝主藏血

　　肝主藏血，比较好理解，说的是肝具有贮藏血液、调节血流量、防止出血的功能。中医认为，肝为刚脏，肝脏的阳气是非常充足的。肝内贮藏的血液，正好可以制约肝内的阳气升腾，而避免肝阳上亢。此外，肝藏血的功能，还可调节人体各个脏腑血量的分配，尤其是对外周血量的调节。

2. 肝主疏泄

肝主疏泄主要涉及五个方面：一是可以调节全身气机；二是可以调节人的情志；三是可以调节脾胃之气而促进消化吸收；四是可以促进血液的运行和津液的代谢；五是可以调节人之生殖功能。

肝失疏泄，可大致分为以下两种情况：首先是疏泄失职，而致肝气郁结，究其原因，大都是情志所致，过度抑郁或是脾气暴躁都会对肝脏有很大的损伤。其次，是疏泄太过所致的肝气亢逆，中医认为，气郁化热，热灼津液，肝阴不足，阴不制阳，而致肝气亢逆。影视作品里，常常会看到一些人气急攻心而咳血、吐血，就是疏泄太过，肝气亢逆所致。

3. 肝在志为怒

我们形容一个人的脾气大的时候，会说他肝火旺。怒，是人们在情绪激动时的一种情志变化。中医认为，怒则气上，说的是怒可使气血上逆，阳气升泄，而肝主疏泄，阳气升发，为肝之用，因此有"在志为怒"的说法。

不仅如此，在中医的认知范畴中，肝为刚脏，五行主木，木曰曲直，说的是肝藏就像是笔直向上生长的树木一样刚正不阿，性子火爆。同时，肝木又可生心火，可见肝中还带有火星点子，一触即发。所以肝火旺，老爱生气的人如果想要调理，首先应当考虑的不是吃些什么药，而是整理好自己的情绪。

4. 肝在液为泪

肝开窍于目，泪自目出，所以眼泪自然和肝息息相关。眼泪有濡养、保护眼睛的功能。中医认为，人体之津液皆有肝血、肾精所转化，所谓津液，说的是人体一切具有濡养功能的液体，因此，眼泪也是津液之一。哭得太伤心，眼泪流得太多，也容易损耗肝血。

5. 肝开窍于目

在中医看来，肝经联通目窍，目为肝窍。目，又称"精明"，具有视物的功能，与肝藏血、主疏泄的功效息息相关。

很多人一旦眼睛出了问题，首先会以为是自己近期用眼过度，殊不知是肝脏出了问题。健康的人群，肝血充盈，肝气条达，那么眼睛就是炯炯有神，目视清晰；若是肝血亏虚，目失肝血所养，就会有视力减退、视线模糊的症状，此外，肝阴虚而阳偏亢还会有头晕目眩的感觉。若是肝火上炎，这股子火就会循着经络灼烧到眼睛，所以，有时候我们的眼睛会又红又肿，瘙痒，还有胀痛的感觉；还有些人，郁郁不得志，肝气郁结，气郁生热，灼烧津液，痰浊而生，因此时常会有眼睛干，或是视物不清的情况。

6. 肝在体合筋

筋，说的是筋膜，是附着于骨而聚于关节，连结关节、肌肉的一种组织，包括肌腱、韧带都是中医所说的"筋"的范畴。筋，依赖于肝血的滋养，才得以强劲有力，使人活动自如，能跑能跳。若是体内肝血亏虚，血不养筋，则肢体麻木、屈伸不利。若是热邪侵犯人体，灼烧肝经，劫夺肝阴，而致筋膜失养，可见四肢抽搐、颈项强直等肝风内动之证。

7. 肝其华在爪

肝在体合筋，爪为筋之余，故而其华在爪。这里说的爪，指的是指甲或者趾甲。人之爪甲，同样需要肝血来濡养，肝血充足，则爪甲坚韧明亮，红润光泽。若是肝血亏虚，则爪甲软薄，甚至变形脆裂，可以说爪甲的荣枯能间接反映出肝血的盛衰。

说了这么多，大家肯定了解了肝的特点，接下来还会为大家普及几个治疗肝病的常用方剂。

疏肝止痛之柴胡疏肝散

肝胆结石，就是指发生于肝胆系统内任何部位的结石，包括胆囊结石、胆总管结石、肝总管结石、肝内胆管结石、复合部位结石等。肝胆结石是一种常见病，也是一种多发病，随着我们的年龄增长，发病率呈进行性上升趋势。

那么肝胆结石是如何形成的呢？

主要是由于体内胆汁中的类脂质或胆色素代谢紊乱所致，因此，但凡能引起类脂质或胆色素代谢紊乱的各种原因都是肝胆结石形成的相关因素。这些因素主要包括有：遗传因素、感染因素、年龄因素、性别因素、饮食因素、情绪因素、肥胖因素、药物因素等。

肝胆结石在中医学中，属于"胁痛""黄疸"的范畴。中医认为，情志不遂，肝失疏泄，胆汁郁滞不畅；或是六淫外侵，外感湿热，内蒸肝胆；或是饮食不节，过食肥甘醇酒厚味，湿热内生，胆汁浊而不清；均是导致肝胆结石形成的原因之一，或单独出现，或多因素出现。

柴胡疏肝散，出自《景岳全书》，配伍消石散结的药材，功善疏肝理气，活血止痛而利胆。柴胡疏肝散加减主要组成：金钱草、鸡内金、柴胡、枳壳、陈皮、香附、川芎、白芍、甘草。

1. 排石通淋：金钱草、鸡内金

金钱草味甘淡、性微寒，主入肝、胆经，既善清肝胆火，又可除下焦湿热，具有清热利湿之效，为治疗湿热黄疸之良药；金钱草还入肾、膀胱经，有较强的利尿通淋功效，可以增加尿量，用以排石，为治疗石淋之要药，既可清湿热，又能排积石。

鸡内金有极强的消食功能，除了有健胃消食的功能，还有化坚消石之效，多用于泌尿系结石、肝胆结石，此外，鸡内金还可以用于胁下癥块、痞硬腹胀等痰湿内停。

2. 疏肝理气：柴胡、枳壳、陈皮

肝主疏泄，性喜条达，其经脉布胁肋循少腹。若肝失疏泄，木失条达，则致肝气郁结，经气不利，故常常伴有胁肋疼痛，胸闷，脘腹胀满等症状。

柴胡味苦、辛，性微寒，轻清升散，宣透疏达，主入肝、胆经，善疏泄肝气而解郁结，为疏肝解郁之常用药。

陈皮、枳壳都是苦辛之药材，苦善降泄，辛可行散，又入脾经，一升一降之间，善将郁结于内的气机打开，共助柴胡理气行滞，中医称之为"辛开苦降"。

3. 缓急止痛：香附、川芎、白芍、甘草

香附辛甘微苦，芳香性平，专入肝经，辛香入肝善能散肝气之郁，微甘性平而无寒热之偏，因此，香附和柴胡同为疏肝解郁之要药。此外，肝为藏血之脏，气为血之帅，肝气调和则血行通畅。

川芎辛散温通，走而不守，主入肝、胆经，上行颠顶，下走血海，旁通四肢，诚为血中之气药，功善活血而行气，气血通畅，而奏止痛之效。

香附理气疏肝而止痛，川芎活血行气以止痛，二药相合，助柴胡以解肝经之郁滞，并增行气活血止痛之效。

中医认为，肝为刚脏，主藏血，血虚阴亏则肝阳偏亢，肝失柔和。

白芍味酸甘，性微寒，中医讲，酸甘化阴，白芍入肝经，而养肝血，补阴抑阳，阴血充足，则柔肝而止痛。

此外，白芍味酸而善收敛，补阴之时，兼具敛阴之效，为养阴血之良药。

甘草药性缓和，可佐白芍缓急而止痛，具调和诸药的功效。

值得一提的是，白芍和甘草联用还是一个缓急止痛的小方子，出自东汉医生张仲景，方名就叫芍药甘草汤。

肝胆结石常常反复发作，由于胆石的存在，即使在非发作期也常有胆囊、胆管的慢性炎症，此期间常伴随一些不典型的、较为复杂的临床表现：诸如胃肠功能紊乱出现上腹部不规则疼痛，或呈饥饿性的周期性疼痛，与溃疡病相似，但与饮食无关，并见胃脘部胀痛、腹胀、嗳气、纳呆、恶心、泛酸、大便干结或腹泻不调、口干、口苦黏腻而长期会被误以为"胃病"，或见心前区钝痛而误认为"冠心病"，此时不妨去医院做个B超检查一下肝胆是否有问题。

不仅如此，低热反复发作，或伴有微恶风寒，也是肝胆结石不显著的症状之一。

因此，我们说，若是长期不明原因的低热，勿忘去医院检查一下肝胆问题，当需注意有无肝胆结石或慢性炎症，切勿自以为是，贻误病情。

疏肝清热和胃之大柴胡汤

胆结石，主要是由于体内胆汁中的类脂质或胆色素代谢紊乱所致，但凡能引起类脂质或胆色素代谢紊乱的各种原因都是胆结石形成的相关因素。

肝和胆互为表里，胆囊出了问题，肝这边自然也逃脱不了干系。在中医看来，肝气郁结，体内气机不通，肝胆代谢就会出现异常。暴饮暴食，脾土负担加重，肝木受其影响，同样也会导致体内气机瘀滞。

因此，治疗胆结石当疏肝解郁、清泄内热方得以治其根本。

大柴胡汤出自东汉医圣张仲景的《金匮要略》。主要组成：柴胡、白芍、黄芩、大黄、枳实、鸡内金、金钱草、海金沙、郁金、半夏、生姜、大枣。

1.疏肝养血：柴胡、白芍

柴胡味辛，其性轻清，主升散，宣透疏达，主入肝、胆经。善疏泄肝气而解郁结，为解肝郁之要药，此外，柴胡还善升举体内清阳之气，治疗气机下陷诸证，诸如脱肛、胃下垂、子宫下垂多有用到柴胡。

白芍味酸甘，性微寒，中医讲，酸甘化阴，是故，白芍入肝经，而养肝血，补阴抑阳，阴血充足，则柔肝而止痛。此外，白芍味酸而善收敛，补阴之时，兼具敛阴之效，实为养阴血之良药。

养肝的方子，大都会用到了柴胡和白芍，柴胡疏肝气，白芍养肝血，气血通畅顺行，肝脏的诸多问题都可以得到改善。

2. 清热泻火：黄芩、大黄、枳实

黄芩味苦性寒，主入胆经，中医讲，寒能清热，苦能通泄，黄芩尤善清泻胆火而下行，为治疗湿热证之要药。

大黄苦寒沉降，力猛善行，素有"将军"之称，其泻下通便力强，善于涤荡肠胃积滞，峻下实热，通腑泄热，为治疗胃肠积滞、热结便秘之要药，可以把体内的热邪通过大便排出体外。

枳实味辛，尤善行滞降泄，主入脾、胃气分，枳实可助大黄，将体内的气滞、痰湿、痞满、积滞向下通泄，以荡清体内郁热。

3. 消石化积：鸡内金、金钱草、海金沙、郁金

鸡内金味甘性平，既善磨谷消积，以治食积诸症，又能软坚散癥，通淋消石。

鸡内金除了有健胃消食之功，《中国药典》中也言明还具有通淋化石之效，多用于泌尿系结石、胆结石等；此外，鸡内金还可以用于胁下癥块、痞硬腹胀等痰湿内停。

金钱草味甘淡、性微寒，主入肝、胆经，既善清肝胆火，又可除下焦湿热，具有清热利湿之效，为治疗湿热黄疸之良药；金钱草入肾、膀胱经，膀胱就如同人体的排水道一般，小便可以带着人体内的污浊，一同排出体外，所以说，金钱草有较强的利尿通淋功效，可以增加尿量，用以排石。

海金沙甘寒质滑，其性下降，入小肠、膀胱经，善清小肠、膀胱湿热，还兼有止痛的作用，可以缓解结石患者发作时的疼痛。

郁金辛苦而寒，入肝、胆经，辛能行散，苦善降泄，寒可清热，因此，郁金行散清泄，兼可清热，既入气分，善行气解郁，而具退黄之效，又入血分，长于凉血行血，可助金钱草共奏利胆排石之效。

4. 调和脾胃：半夏、生姜、大枣

清泄太过，难免损伤脾胃，半夏、生姜同为辛温的药材，一来可以缓和黄芩、大黄的苦寒之性，保护我们的脾胃；二来很多人拒绝服用中药，很大的一个原因是因为中药的口感不佳，容易恶心，加用半夏和生姜，可助胃气下降而奏止呕之功效。

大枣味甘性温，主入脾、胃经，具有缓和药性之功效，可保护体内之正气。

清热排石之三金排石汤

结节、增生、脂肪肝、胆泥淤积，这些虽无碍于日常生活，但亚健康的身体状态难免让人有些糟心。若是放任不管不顾，日后总会出现问题。

比如结石，就是在我们体内的器官中所形成的块状固体。结石看似不大，但一旦发作疼起来真要命。

那结石从何而来？

中医认为，体内结石大都由湿热蕴结所致。湿邪、热邪侵犯我们身体，必将气化蒸腾体内津液，久而久之，津液亏虚，砂石而成。张仲景在《金匮要略》中就言明："犹海水煎熬而成盐碱也。"

三金排石汤，既能清湿热，又能化坚石，兼可止痛的方子。主要组成：金钱草、车前子、瞿麦、木通、鸡内金、石韦、滑石、海金沙、萹蓄。

1. 利尿通淋：金钱草、车前子、瞿麦、木通

金钱草味甘淡、性微寒，主入肝、胆经，既善清肝胆火，又可除下焦湿热，具有清热利湿之效，为治疗湿热黄疸之良药；金钱草还入肾、膀胱经，膀胱就如同人体的排水道一般，小便可以带着人体内的污浊，一同排出体外，所以金钱草有较强的利尿通淋功效，可以增加尿量，用以排石，为治疗石淋要药，单用也有不俗的疗效。

车前子甘寒滑利，性专降泄，主入肾经，既可辅助金钱草利尿通淋，改善湿热淋证及水肿兼热者；又能利水湿，分清浊而止泻。此外，车前子还入肝经，具有清肝明目之效，不论是肝经风热所致的目赤肿痛，抑或是肝肾不足所致的目暗昏花，都可以用车前子来改善。

瞿麦、木通均为苦寒的药材，苦寒通利而清降，入心、小肠、膀胱经。有些人反反复复老上火，口腔溃疡，牙龈肿痛屡见不鲜，久而久之，小便也越来越黄。其实，这是心火下移小肠，此处用一些瞿麦和木通，上能清心火，下可清小肠、膀胱湿热，把体内的火邪、热邪通过小便排出体外，为清热利尿通淋之良药。

2. 化石通淋：鸡内金、石韦、滑石

鸡内金味甘性平，既善磨谷消积，以治食积诸症，又能软坚散癥，通淋消石。

石韦味苦性寒，主入肺、膀胱经，上可清肺止咳，以治咳喘，下能清利膀胱湿热而利尿通淋，以治湿热淋证。此外，石韦兼有凉血止血之功效，为治疗血淋、石淋之要药。

滑石，甘淡质滑，渗湿利窍，善清热降泄而尤善治疗石淋，为治疗湿热淋证之常用药。

3. 通淋止痛：海金沙、萹蓄

海金沙甘寒质滑，其性下降，入小肠、膀胱经，善清小肠、膀胱湿热，功专利尿通淋而止痛，尤善治疗尿道疼痛，为治疗诸淋涩痛之要药。

萹蓄味苦，性微寒，入膀胱经，功专除膀胱湿热而利尿通淋，善治湿热淋痛，多用于小便短赤，淋沥涩痛。

三金排石汤中的九味中药，兵分三路，一路利尿，一路化石，一路止痛，可谓是治疗尿路结石之良方。

若是疼痛加剧者，可加延胡索行气止痛；若有血尿者，可加白茅根凉血止血；若有内热者，可加黄柏、知母滋阴清热。

疏肝解郁之四逆散

炎炎夏日，有些人手脚冰凉，却总是自觉烦热，用寒凉的药材，手脚只怕是会越来越凉；用辛温的药材，身体已经非常烦热，再用辛温的药材，显然也不合适。

这个时候，何不换个思路？

怕冷大多是阳虚，怕热大都是阴虚。而有一类人群，既不是阳虚，也不是阴虚，其实是肝郁。

中医认为，肝主疏泄。肝气郁结的人，内热就不容易往外散，全都捂在了身体里，所以症见身体火热却不容易出汗。此外，阳气不能通达四肢，因此而手脚冰凉。

这个时候要做的并不是清热，也不是温阳，而是疏肝。把郁结的肝气疏散开来，给阳气一条向外输送的通道，既能解决身体火热的问题，还能改善手脚冰凉的现状。

四逆散，张仲景《伤寒论》，功善透解郁热，疏肝理脾。主要组成：柴胡、枳实、白芍、炙甘草。

柴胡为疏肝要药，其味辛、苦，性微寒，辛能行散，苦可降泄，所以柴胡既能轻清升散，透发表邪，升阳举气，又善通降肃泄，疏泄郁结之气，一升一降之间，将体内郁结的肝气疏散开来，中医称之为"辛开苦降"。此外，柴胡为肝经之要药，因此，醋制之后，疏肝理气的功效更显著。

肝郁气滞日久，就很容易引发血瘀的问题，久郁又容易生热，继而灼伤津液。白芍酸味之中夹带着些许甘甜，性微寒，主入肝经，功善养血柔肝，补阴抑阳，既滋养了肝血，又可平息内热。

枳壳为酸橙未成熟的果实，古人有云："橘生淮南则为橘，生于淮北则为枳。"枳壳是一味理气药，但它不同于普通的理气药，我们形容一般理气药的功效大都会说行气、理气，说的是把紊乱的气机理顺。那枳壳呢？枳壳功善破气，可将郁结在一起的气机直接破散开来，直接向下导散。

为了防止枳壳破气作用较强，容易损伤到正气，四逆散中特地加用一味甘草。甘草善缓和诸药峻烈之药性，以免过伤脾胃正气。

四逆散根据患者的症状可以药味增减：如气虚甚者，可酌加人参、黄芪益气健脾；如热病损伤津液者，可酌加生地、麦冬、石斛等滋阴养液的药材。

健脾养血解郁之逍遥丸

逍遥丸，是现在的中成药，该方出自《太平惠民和剂局方》。在古代，古人热衷于将之制成散剂，即逍遥散，这样更节省药材，而且效果也不错。主要组成：柴胡、当归、白芍、白术、茯苓、生姜、薄荷、炙甘草。

1. 疏肝解郁：柴胡、薄荷

逍遥丸主治的是情志病，肝火旺盛，郁郁寡欢都属于情志疾病。

肝主疏泄，主情志，藏魂。肝失疏泄，身体内气机就会紊乱不畅，肝气亢奋的人，多有急躁易怒，失眠多梦，头胀头痛，头晕目眩等症状；肝气郁结的人，多伴有胸胁胀满，郁郁寡欢，多愁善感，唉声叹气等症状。这些都是肝失疏泄，导致肝气郁结，气机不调所致。

中医认为，肝喜条达而恶抑郁。

柴胡辛行苦泄，是一味善于疏肝理气的良药，柴胡可以把郁结在体内的气机打开，并利用其升举之力，把郁结的陈旧之气散发出去。凡是疏解肝郁相关的方子，大都能看到柴胡的影子。

薄荷这味药材，想必大家都不陌生吧。薄荷清凉可以让人醒脑，《本草新编》对薄荷的评价甚高，说其"尤善解忧郁，用香附以解郁，不若用薄荷解郁之更神"。相较于柴胡，薄荷的药性来得更轻灵些。

2. 健脾益气：白术、茯苓、生姜、炙甘草

中医认为，肝五行属木，脾五行属土。因此，肝木会克制脾土。人体一旦肝气郁结，肝脏又无法疏泄，势必就会将一部分的压力转嫁给脾脏。常常会看到一些人气得吃不下饭，或者心情差没胃口，都是这么个原因。

要健脾，首推白术。

白术是一味甘温的药材，入脾、胃经，被前人誉为"脾脏补气健脾第一要药"。不论是脾气虚弱所致的运化失职、完谷不化、痰饮水肿；还是脾虚有湿所致的食少便溏或泄泻；抑或是脾虚中阳不振所致的痰饮内停人群，都可以用白术来调理。

茯苓是一味较为甘淡的药材，入心、肺、脾、肾经。茯苓既能补脾胃之气，还能泄脾胃湿浊。

生姜、炙甘草其性较温，此处温补我们的脾胃，起保护作用。

3. 养血和血：当归、白芍

中医认为，肝藏血，脾统血。同时，脾胃又是气血生化之源。因此，不论是肝郁，抑或是脾虚，都会造成我们的气血亏虚。

逍遥丸中加入了当归、白芍，它们都具有和血养血之效。

总的来讲，逍遥散疏肝、健脾，还补血。只要有这三种需求，不论男女都可以吃上一点。

还有一个中成药叫加味逍遥丸，顾名思义，就是在逍遥丸的基础上增加了药味。丹皮、栀子，这两味药都有清热的作用，适合肝气郁结、肝火又特别旺的人群使用。

解六郁之越鞠丸

人身诸病，多生于郁。郁解，则百病不生。那么，郁症从何而来呢？

人因情绪喜怒无常，忧思过度，或饮食失节，暴饮暴食，或寒温不适等多方面因素易致气、血、火、食、湿、痰六郁之证。六郁之中，当以气郁为主。气郁而肝失调达，症见胸膈痞闷。气郁又使血行不畅而致血瘀，症见胸胁胀痛。

此外，气血郁久则易化火，体内的郁火把津液蒸腾掉了大半，所以，这也是有些人老觉得口干、口苦的原因之一。

肝五行属木，脾五行属土，中医五行木克土，素有肝病传脾之说，脾胃气滞，则运化失司，升降失常，聚湿成痰，或食滞不化，湿郁、食郁、痰郁由此而生。

越鞠丸，又名芎术丸，出自朱丹溪的《丹溪心法》，功善解郁。主要组成：香附、川芎、栀子、神曲、苍术。

1. 气郁：香附

香附辛甘而微苦，芳香而性平，主入肝经，其辛香之味善入肝经而散肝气之郁，微甘性平而无寒热之偏，为疏肝理气解郁之要药。

肝为藏血之脏，气为血之帅，肝气调和，则可助血行通畅，因此，香附还是调经止痛之主药。明代医家李时珍对香附有着极高的评价，称其为"气病之总司，女科之主帅"。

2. 血郁：川芎

川芎辛温通散，走而不守，其性升散，上行颠顶而为治疗头痛的要药，古人素来就有"头痛不离川芎"之说，川芎功善活血，又长于行气，为血中之气药，下调经水，中开郁结。此外，川芎常常与活血药同用，可增强活血行气之功，与补血剂同用，能通达气血，去瘀生新，补而不滞。

3. 火郁：栀子

栀子味苦性寒，入心、肝、肺、胃、三焦经，苦善通泄，寒可清热，因此栀子善泄三焦火热，其性清利，善导湿热之邪而从小便出。既入气分而泻火解毒，又入血分而凉血止血，为清泄火郁之良药。

4. 食郁：神曲

神曲既不是植物药，更不是动物药，是青蒿、杏仁等药材加入面粉混合后经过发酵而制成的酵母制剂。神曲甘而不壅，味辛微散，具有行散消食，健胃和中的功效。

5. 湿郁：苍术

苍术辛苦而性温，主入脾、胃经，尤善燥湿健脾，于内可化湿浊之郁，于外可散风湿之邪，但凡是湿邪所致之证，不论表里上下，都可以用一些苍术来改善。

6. 痰郁

朱震亨认为，"凡郁皆在中焦"，其治重在调理中焦而升降气机，越鞠丸全方重在行气解郁，气行则血行，气行则痰、火、湿、食诸郁自解。

值得一提的是，越鞠丸是一个基础方：若气郁偏重者，可重用香附，酌加木香、枳壳、厚朴等助其行气解郁；血瘀偏重者，可重用川芎，酌加桃仁、赤芍、红花等以助其活血化瘀；火郁偏重者，可重用栀子，酌加黄芩、黄连以助清热泻火；食郁偏重者，可重用神曲，酌加山楂、麦芽以助消食；湿郁偏重者，可重用苍术，酌加茯苓、泽泻以助利湿；痰郁偏重者，可酌加半夏、瓜蒌以助祛痰。

平肝阳熄内风之镇肝熄风汤

我们常说的血压，其实就是血液对血管的压力，那高血压呢，就是血液对血管的压力高于正常值。血管承受了太多不该它承受的压力，就会有爆裂的危险，也就是我们常听说的，脑溢血之类。

西药在治疗高血压的时候，大都是通过各种途径达到扩张血管的目的，以减少血液对血管产生的压力。

古人中医诊断学中没有高血压这个病名，但是，中医对高血压的认识却由来已久。

《素问》有云："血之与气，并走于上，则为大厥，厥则暴死。气复反则生，不反则死。"大致意思就是气血一个劲儿地向上跑，气血逆而不降，则危及生命。中医称之为肝阳上亢。

那为何会肝阳上亢呢？归根结底还是因为肝肾阴虚，健康的人体阴阳平衡，阴阳就会互相制约，而肝肾阴虚的人，体内的阴无法完全制约住阳气，会出现肝阳上亢的症状。肝阳上亢的人临床表现为头晕目眩、目胀耳鸣、脑部热痛、面红如醉等症。

镇肝熄风汤，出自近代医学泰斗张锡纯的《医学衷中参西录》，是一张用于治疗肝阳上亢型高血压的方子。主要组成：怀牛膝、生赭石、生龙骨、生牡蛎、生龟板、白芍、玄参、天冬、川楝子、生麦芽、茵陈、甘草。

1. 引血下行：怀牛膝

牛膝苦泄甘缓，入肝、肾经，不论是妇科瘀滞经产诸疾；还是肝肾亏虚之腰膝酸痛，筋骨无力；或是下焦水湿之潴留诸证；抑或是气火上逆，火热上攻之证，都可以用到牛膝引血下行之功效。

2. 平肝潜阳：生赭石、生龙骨、生牡蛎

赭石是一种红色的矿石；龙骨是远古时期一些哺乳动物的化石；牡蛎的入药部位是它的贝壳。

这三味药可以将虚浮于上的肝阳镇压下去，具有较强的平肝潜阳的功效，专用于肝阳上亢之头晕目眩、烦躁易怒等症状。三药联用，名曰"镇肝"。

3. 养阴生津：生龟板、白芍、玄参、天冬

龟板、白芍均具有滋补肾阴之效。中医认为，肾五行主水，肝五行主木，水为木之母。此处，龟板、白芍滋补肾（水）以涵养肝（木），从而达到平肝潜阳，柔肝之效。

玄参、麦冬同为甘寒的药材，甘寒养阴，入肺、胃经。具有养阴生津、清热除烦之功效。

四药联用补益肝肾之阴，不仅可以养阴清热，同时也具备滋阴潜阳之功效。

4. 疏肝理气：川楝子、生麦芽、茵陈

肝为刚脏，性喜条达而恶抑郁。为了防止生赭石、生龙骨、生牡蛎对肝脏镇压过重，影响其条达之性，加用茵陈、川楝子、麦芽等清泄肝热，疏肝理气的药材，让肝气舒展条达。三药联用，名曰"熄风"。

5. 调和诸药：甘草

镇肝熄风汤适合肝肾阴虚、肝阳上亢导致的高血压，这样的人容易腰膝酸软，面色潮红，失眠盗汗，头昏头胀，心烦而且易怒。如若是其他原因导致的高血压，比如痰湿、瘀血，这个方子就不太适合。

值得一提的是，如有不适，务必请及早就医，以免耽误病情。

脾 病

中医的"脾"

当父母因小孩长不高、长不胖而苦恼的时候，就会说要把脾养好；如果有女孩子脸色苍白，血量很少的时候，也会被提醒要注意脾胃；对于那些眼睛下垂，肚子鼓胀的人，我们仍然会对他们说，要把脾胃养好。

似乎，我们无时无刻、一年四季都在提倡要健脾。为什么养好脾如此重要？

在中医看来，脾是一个非常重要的脏器，主管着人们吃饭这一头等大事，处在身体中焦位置。脾被称为"仓廪之官"，仓廪，就是储藏米谷之地方。也就是将脾比作一个国家的粮仓，是民众赖以生存的基础。对人体来说，脾是身体营养的源头，全身所需的营养和能量，也就是气血，主要来源于脾脏，故称脾为"气血生化之源"。人出生以后，需要不断地饮食水谷（指一切饮食物），才能充养形体，成长壮大。脾是一个能将水谷转化成气血精微物质的脏器，所以中医又称脾为"后天之本"。

1. 脾主运化

脾的工作任务负责派送养分、水液给五脏六腑，给人们输送能量。脾气旺盛者就会感觉能量满满，神采奕奕，吃嘛嘛香，大便正常，面色红润，肌肉丰满，形体壮实。但若是脾不太给力，虚了，那么这五脏六腑就容易能量不足，人呢，也会看起来无精打采，绵绵无力，容易出现腹胀、便溏等情况。

同时，如果脾的实力杠杠的，那么就能防止水液在身体里停滞过久，进而防止湿气、痰等湿垃圾的生成。反之，脾若是基础不牢靠，运化水液功能减退，那么就很容易让这些湿垃圾趁虚而入，进而导致例如大腹便便、头重如裹、脸上油腻等一系列被湿垃圾困扰的情况。

2. 脾在体合肉，主四肢

《素问·痿论》记载："脾主身之肌肉"，脾的好坏还和你的肉肉结不结实、长不长个有密切联系。脾的运化功能正常，水谷精微充盈，肌肉就会丰满、壮实，活动就会强劲有力。所以从一定的角度来说，健身也有一定的健脾作用。若是脾失健运，清阳不升，布散无力，身体的各个脏腑所需的营养就难以充足。

在中医范畴中，四肢由于距离身体的中焦脾胃甚远，又被称之为"四末"，更加需要脾胃健运，将营养物质输送到边远地区。如果脾胃功能不强，脾失健运，四肢最先断供。所以一个人脾胃功能不佳，四肢一定是无力的，甚至整个人都是羸羸弱弱的。

3. 脾开窍于口，其华在唇

脾开窍于口，说的是饮食口味与脾的健运功能息息相关。如果嘴巴感觉甜丝丝的就说明最近脾胃有点热了，"脾热口甘"了；如果嘴巴感觉索然无味，就说明脾胃虚寒了；如果说嘴巴感觉吃了柠檬一样，就说明你吃多了，脾胃受伤了。

我们嘴巴的颜色也和脾息息相关。若你嘴唇水润润、粉嘟嘟的，无需口红加持，就说明你的气血很充足，脾胃功能也很强大；但若你嘴唇干乎乎的，或是没有什么光泽，那么说明脾胃功能出现了问题。

4. 脾在志为思

脾好，心态便平和，胃口好，睡到天亮；脾若是不好，心态随时都可能崩塌，容易吃不下饭，睡不好觉。在我们的日常生活中，好多孩子在考试前都会有些紧张，吃饭都没心思。

5. 脾在液为涎

涎，是唾液中比较清稀的部分，具有保护口腔黏膜、润泽口腔的作用。它是由脾精上溢于口而化生成的，在我们吃东西时，分泌旺盛，可以帮助我们咀嚼和消化。

很多孩子都有流口水的现象，其实也是脾虚的表现之一。脾气不足，很容易失于固摄，口水呢，也就不由自由地流出来了。

看完文章，是不是感受到脾的强大了？养脾是每天都要关注的事，养好这位后天之本，才会身体健康。大家肯定了解了脾的特点，接下来还会为大家普及几个治疗脾病的常用方剂。

温中健脾之附子理中丸

附子理中丸，出自宋代官方医典《太平惠民和剂局方》。主要组成：党参、炒白术、干姜、甘草、附子。

中医认为，脾主运化。人一旦脾虚，运化功能势必打折，脾失运化，最常见的症状就是腹泻，大便不成形，吃什么拉什么。中医称为，完谷不化。

那脾虚用什么？

古人将白术称为"脾脏补气第一要药"。再加用一点党参，增强补脾气的疗效。

生白术的挥发油含量较高，燥性偏强，所以生白术更擅长燥湿、止汗。炒白术经炒制后挥发油含量减少，增强了健脾止泻的功效。因此附子理中丸中用的是炒白术。

干姜和附子都是大辛大热的药材，两味药合用，可以轻而易举地把脾胃里的寒气驱逐出去，让脾胃温暖起来。

尤其是附子，可以治疗阳虚诸证，所以，附子理中丸也可以治疗脾肾阳虚。

那么哪些人属于脾胃虚寒呢？

1. 怕冷

脾主四肢，脾胃虚寒，则四肢难以得到阳气的温煦，那些一年四季都怕冷、手凉脚凉的人群尤为适合使用。

2. 腹泻

脾主运化，有些人吃了一些偏寒凉的食物，诸如绿豆、西瓜等，或者吹了些冷风就腹泻，往往脾胃也是又虚又寒。

3. 胃痛、痛经

胃痛，痛经，痛的时候，喝点热水，或者用热水袋捂一下，感觉会变好的，也属于虚寒之症。

4. 上热下寒

有些人明明脾胃虚寒，却偏偏还上火，是因为虚阳上浮而阴盛于下。

脾胃虚寒的人往往舌苔淡白，如果舌苔发黄，那就说明有内热，吃了附子理中丸，反而会适得其反。

哪些人不适宜吃附子理中丸：

1. 孕妇

附子理中丸具有理气的功效，会刺激子宫，使子宫收缩，可能导致流产或早产。

2. 饮酒

附子理中丸里的附子，有一定的毒性，虽然附子理中丸中的附子经过炮制后减轻过毒性，但仍禁止吃此类药品时饮酒。

健脾养心补血之归脾汤

现在物质条件越来越好，很少再有听到"面黄肌瘦"之类的形容词，然而，近年来，亚健康的人群逐年递增。

何谓亚健康？白天无精打采，萎靡不振，到了晚上失眠多梦，明明就很累，但却睡不了一个整觉，而体检下来一连串的指标又大都正常。

在中医看来，这就属于心脾气血两虚。

中医认为，心主血脉，血舍魂。魂寄居在血液中，一旦血虚，魂自然就无立身之所，也就是我们常说的魂不守舍，就如同我们说得无精打采，萎靡不振。

中医还认为，脾统血，统即统帅之意。血液一旦脱离了脾脏的约束，就像是断了线的风筝在体内乱窜，具体表现为各种出血，诸如皮下出血，经期妇女月经淋漓不尽等等。长此以往也会导致血虚。此外，脾主运化，脾气一旦虚弱，则体内运化失调，常常伴有胃口差，腹胀等不适。

归脾汤，出自《济生方》，功善益气健脾，养血安神。主要组成归脾汤：人参、黄芪、白术、龙眼肉、酸枣仁、远志、茯神、当归、木香、甘草、大枣、生姜。

1. 益气健脾：人参、黄芪、白术

补气，首推人参，人参甘温补虚，能大补元气，复脉固脱，其入脾、肺、心、肾经，因此：①不论是脾气虚弱所致的倦怠乏力，食少便溏；②还是肺气虚弱所致的咳嗽无力，气短喘促，声低懒言，自汗脉弱；③或是心气虚弱所致的心悸失眠，胸闷气短，健忘，多梦；④或是肾气虚弱所致的短气虚喘、喘促日久，人参都可以起到不错的改善作用。

人参不仅具有补气之功，还有生津养血之效，常常用于一些热病气津两伤，或是气血两虚人群。总的来说，气虚、津亏、血虚用点人参准没错。

黄芪是一味甘温的药材，被历代医家视为补益脾气之要药，其入脾、肺经，因此黄芪多用于脾肺气虚之证。黄芪和人参都具有生津养血的功效，配伍天花粉、葛根等生津止渴的药材，就可用于内热消渴诸证，配伍当归，就可用于脾不统血之气血两虚诸证。

此外，黄芪可以升举阳气，《黄帝内经》有云，"清阳出上窍"，黄芪的升阳之力常常被用于治疗脾虚中气下陷的久泻脱肛，内脏下垂等症状，如若配伍上葛根、柴胡、升麻等同样具有升举阳气之力的药材，效果更佳。

白术是一味甘温偏苦的药材，入脾、胃经，甘温能补，苦温能燥，所以白术可以健脾益气，同时也能燥湿利水。白术是调理脾胃的专家，但凡是脾气虚弱，运化失职，水湿内生所致的食少、便溏、泄泻、痰饮、水肿、带下诸证，用一点白术准没错。

2. 宁心安神：龙眼肉、酸枣仁、远志、茯神

龙眼肉，性偏温，入心、脾经，因此，龙眼肉具有补益心脾、养血安神的功效，为滋补良药，常用于年老体衰、产后、大病之后，气血亏虚。

酸枣仁味甘偏酸，入心、肝、胆经，酸甘化阴，因此酸枣仁能养心阴，益肝血而宁心安神，为养心安神之要药，尤其善于补益心肝阴血亏虚，心失所养之虚烦不眠，惊悸多梦。

远志，苦辛性温，性善宣泄通达，入心、肾、肺经。远志既能开心气而宁心安神，又能通肾气而强志不忘，为交通心肾、安定神志、益智强识之佳品。

茯苓和茯神同属于多孔菌科真菌茯苓，不同的是茯苓是干燥的菌核，茯神是茯苓中间抱有松枝或松根的白色部分。

茯神不具有利水渗湿的功效，而其宁心安神的功效尤为显著，多用于心神不安，心悸，健忘，失眠等。

3. 养血和血：当归

历朝历代医家都将当归视为"血家圣药"。

4. 调和诸药：木香、甘草、大枣、生姜

木香，有一股特殊的香气，中医认为，芳香可以醒脾开胃，归脾汤中加入一点木香，能减轻补益药材的腻胃和气滞之弊，使得补气养血药补不碍胃，补而不滞。

最后，再用一些甘草、大枣、生姜调和一下，保护我们的脾胃。

归脾汤治疗心脾气血两虚证在临床上尤为常用，所以目前已将归脾汤制成了中成药，归脾丸。唯一的区别是，归脾汤原方用的是人参，而归脾丸中用的是党参，补气之力稍稍偏弱。

归脾汤，具有益气补血、健脾养心之功效。主治心脾气血两虚证。症见心悸怔忡，健忘失眠，盗汗，体倦食少，面色萎黄，舌淡，苔薄白，脉细弱；脾不统血证。症见便血，皮下紫癜，妇女崩漏，月经超前，量多色淡，或淋漓不止，舌淡，脉细弱。

肺 病

中医的"肺"

要说冬天哪个部位最脆弱，那一定是肺部了。肺是我们人体的第一道防线，对其他脏腑有覆盖保护作用。那么肺有哪些功能呢？

1. 肺主气，司呼吸

对于我们来说，肺实在是太重要了，人体能有节律地一呼一吸，全都仰仗于肺，中医称之为，肺主气，司呼吸。所谓肺主气，说的是人体一身之气全都归属于肺，不论是气的生成，还是气的运行都是如此。

肺主呼吸之气，说的是肺是将体内外气体交换的场所。通过肺的呼吸，吸入自然界的清气，呼出体内的浊气，吐故纳新，从而实现体内外的气体交换。

探秘神奇的中药

2. 肺主宣发肃降

宣发，指的是肺气向上的升宣和向外的布散；而肃降是说肺气向下的通降和使呼吸道保持洁净的作用。主要体现在三个方面。

首先，通过肺的宣发，呼出身体内的浊气，通过肺的肃降，吸入外界的清气，吐故纳新；再者，肺可以将吸入的清气和由脾转运过来的水谷精微和津液输布全身，宣发外达于皮毛，肃降下行而布散；其三，通过宣发卫气，调节腠理之开合，将代谢后的津液化为汗液，排出体外。通过肃降将脏腑代谢后产生的浊液下输于肾与膀胱，而成尿液，排出体外。

3. 肺在体合皮，其华在毛

一旦受到外界的风邪、寒邪侵犯，邪气就容易从腠理、鼻腔、咽喉入侵，机体就会应激性地闭合毛孔，而失宣发之功效，因此，感冒发烧的时候多有鼻塞、咽喉痛等症状，还有就是肺气虚的人，这类人毛孔开阖失常，卫气不固，平时爱出汗，中医称之为自汗。

4. 肺开窍于鼻，在液为涕

肺开窍于鼻，喉为门户，在液为涕。涕，即鼻涕，为鼻黏膜的分泌液，有润泽鼻窍的作用，由肺精所化，由肺气的宣发作用布散于鼻窍。正常情况下，鼻涕正常情况下是无色、透明的，有滋润鼻窍，使其保持畅通，保证呼吸和嗅觉功能正常的功效。如肺精、肺气充足，则鼻涕润泽鼻窍而不外流。若寒邪袭肺，肺气失宣，肺之精津被寒邪所凝而不化，则鼻流清涕；肺热壅盛，则可见喘咳上气，流涕黄浊；若燥邪犯肺，则又可见鼻干而痛。同时还会出现咳嗽，气短乏力，咽喉干痒等表现。

过敏性鼻炎是西医的说法，中医并无过敏性鼻炎的说法，在中医范畴中，肺气主肃降，肺气若是不降，就很容易上熏于鼻腔，引发鼻炎。因此，治疗过敏性鼻炎当宣通鼻窍先治其标，再以清泻肺热、疏散外风以治其本，然泻而不补，恐有损伤肺气之虞，因此，末了当益气固表以扶正气。

5. 肺在志为悲

悲伤的情绪易消耗人体的正气，损伤肺的功能，肺气阻滞，悲则气消，人在过度悲伤时会出现呼吸频率改变、干咳、气短、音哑等。所以，日常生活中，我们一定要注意调节自己的情绪，保持积极健康向上的心态。

虽然肺脏的能力这么强，但是它自身却非常脆弱，中医上讲"肺为娇脏"。肺与口鼻相通，通过呼吸吸入外界的空气，一些细菌、病毒及致病邪气也会夹杂进来，伤及肺脏。所以，我们平日里要特别注意保护自己的肺脏，特别是在气温骤变、空气不好的时候，要记得戴上口罩。

说了这么多，大家肯定了解了肺的特点，接下来还会为大家普及几个治疗肺病的常用方剂。

肺病咳嗽之中药选择

每到季节变换，很容易出现咽部不适及咳嗽的症状。我们常常听说各种各样的止咳糖浆，那么到底要如何来选择呢？止咳糖浆用于治疗咳嗽，首先要分清是寒咳还是热咳，咳嗽是否有力，其次要看有痰还是无痰，痰是什么颜色，痰是清稀的还是黏稠的。

咳嗽声重有力、痰稀色白、恶寒无汗为风寒袭肺所致外感咳嗽，宜疏风散寒，宣肺止咳，常用的有川贝止咳糖浆、半夏止咳糖浆等。

咳嗽气粗或咳声嘶哑、痰稠而黄、身热为风热犯肺证所致的外感咳嗽，宜疏风清热，宣肺止咳，常选用的有急支糖浆、麻杏止咳糖浆、感冒止咳糖浆、罗汉果止咳糖浆等。症重者，可用麻杏止咳糖浆合急支糖浆。

干咳少痰、咽干鼻燥、舌尖红为燥热伤肺所致的外感咳嗽，宜清肺润燥止咳，常用的有川贝枇杷糖浆、小儿止咳糖浆等。

咳声重浊、痰多色白而易咯出、胸闷、呕恶、食少为痰湿蕴肺的内伤咳嗽，宜健脾燥湿，止嗽化痰，常用杏仁止咳糖浆。

由于止咳糖浆味甘甜、腻，止咳成分依靠糖浆覆盖在咽部黏膜表面，以减轻炎症对黏膜的刺激，缓解咳嗽。若服药后立即饮水会稀释胃液，减弱胃肠道对药物的吸收，同时降低咽部黏膜表面的药物浓度，降低药物的止咳作用，所以服后不宜马上喝水，应过半小时再喝水，以保证疗效。此外，由于糖可促进消化液分泌，使胃饱胀而影响食欲，不建议饭前服用。一些患者因糖浆的口感好，咳嗽时常常频繁服用，会导致药物过量引起不良反应。此外糖尿病患者不宜服用含糖量较高的药物制剂，在效果与安全兼顾的前提下，血糖控制在较好水平的病人，可以适当服用止咳糖浆。

在使用止咳糖浆的同时，应加强饮食调理，注意食补养肺。可适当吃些养阴生津的食品，少吃辛辣燥热之品。

表 2 　常见止咳糖浆

药品名称	成分	功效	注意事项
枇杷止咳糖浆	枇杷叶、罂粟壳、百部、白前、桑白皮、桔梗、薄荷脑	养阴敛肺，祛痰止咳。主治咳嗽，痰多不爽等症。用于支气管炎咳嗽	儿童、孕妇及哺乳期妇女禁用；糖尿病患者禁服
急支糖浆	鱼腥草、金荞麦、四季青、麻黄、紫菀、前胡、枳壳、甘草	清热化痰，宣肺止咳。用于外感风热所致的咳嗽，症见发热、恶寒、胸膈满闷、咳嗽咽痛；急性支气管炎、慢性支气管炎急性发作见上述证候者	运动员慎用
罗汉果止咳糖浆	罗汉果、枇杷叶、桑白皮、白前、百部、桔梗、薄荷油	祛痰止咳。用于感冒咳嗽	适用于伤风咳嗽，寒热症状不明显者
感冒止咳糖浆	柴胡、山银花、葛根、青蒿、连翘、黄芩、桔梗、苦杏仁、薄荷脑	清热解表，止咳化痰。主治外感风热所致的感冒，症见发热恶风，头痛鼻塞，咽喉肿痛，咳嗽，周身不适	风寒感冒者不适用。脾胃虚寒，症见腹痛、喜暖、泄泻者慎用
川贝枇杷糖浆	川贝母流浸膏、桔梗、枇杷叶、薄荷脑	清热宣肺，化痰止咳。用于风热犯肺、痰热内阻所致的咳嗽痰黄或咯痰不爽、咽喉肿痛、胸闷胀痛；感冒、支气管炎见上述证候者	风寒感冒者不适用
川贝止咳糖浆	川贝母、枇杷叶、车前子、甘草、麻黄、百部、桔梗、杏仁	宣肺气，散风寒，镇咳祛痰。用于风寒感冒，咳嗽气逆	适用于风寒咳嗽，其表现为咳嗽，痰多色白，伴有鼻流清涕，口渴，头痛，恶风

药品名称	成分	功效	注意事项
杏苏止咳糖浆	苦杏仁、桔梗、紫苏叶、甘草、前胡、陈皮	宣肺散寒，止咳祛痰。用于风寒感冒咳嗽，气逆	适用于风寒咳嗽，其表现为咳嗽声重，气急，咳痰稀薄色白，常伴鼻塞，流清涕
半夏止咳糖浆	半夏（姜制）、麻黄、苦杏仁、紫菀、款冬花、瓜蒌皮、陈皮、炙甘草	止咳祛痰。用于风寒咳嗽，痰多气逆	适用于风寒咳嗽，其表现为咳嗽声重，气急，咽痒，咳痰稀薄色白，恶寒发热。本品含有麻黄，高血压患者慎用
小儿止咳糖浆	甘草流浸膏、桔梗流浸膏、氯化铵、橙皮酊	祛痰，镇咳，用于小儿感冒引起的咳嗽	本品含氯化铵。肝肾功能异常者慎用；消化性溃疡患者应在医师指导下使用。患有高血压、心脏病等慢性病患者均应慎用。糖尿病患儿应在医师指导下服用。2岁以下用量应咨询医师或药师。不宜久服
川贝清肺糖浆	枇杷叶、苦杏仁、川贝母、麦冬、地黄、甘草、桔梗、薄荷	清肺润燥，止咳化痰，用于干咳，咽干，咽痛	痰湿咳嗽不宜服，其表现为咳嗽痰多，黏腻或稠厚成块。伴有食倦，食少腹胀，大便稀薄

润肺滋阴百合固金汤

百合固金汤，出自明代医家周之干的《慎斋遗书》，滋补肺肾阴虚。

秋主燥。《黄帝内经》有云：燥胜则干。

中医认为，肺喜润恶燥，而秋之燥邪最易损伤体内津液，体内的津液一旦缺乏，最先受伤的必然是肺。中医称之为，肺阴虚。

肺开窍于鼻，肺阴不足，鼻腔自然也会觉得干燥；此外，咽喉是肺的门户，所以常常也会觉得嗓子干，甚至会有干咳少痰的症状。

肺与大肠互为表里，因此，肺阴不足还会累及肠道，肠道缺乏了津液的滋润，就像干涸的河道，体内的糟粕就像是搁浅的小船，任凭你再怎么用力，可能也只是徒劳。即便勉强排除一些，也会发现大便干涩，中医将这种现象形象地称为"无水行舟"。

此外，肺主皮毛。肺阴虚的人，因为体内津液缺乏，皮肤也会变得干燥，常常会有脱屑的情况发生。所以，要给皮肤补水，不能仅仅局限于表面涂抹润肤霜之类，还可考虑滋补肺阴。

百合固金汤主要成分：百合、贝母、麦冬、生地、熟地、玄参、当归、白芍、桔梗、甘草。

1. 养阴润肺：百合、贝母、麦冬

百合，味甘能补，性寒能润。百合入肺经，善养肺阴、泻肺热、润肺燥。不论是阴虚肺燥有热之干咳少痰、咳血或眼干喑哑等症，还是肺虚久咳，劳嗽咳血诸症，都可用百合。

贝母，是一味苦寒的药材，入心、肺经，具有清热润肺，化痰止咳的功效。

贝母有川贝母和浙贝母之分：川贝母，兼有甘味，性偏于润，多用于肺热咳嗽，虚劳咳嗽，因此功善止咳；浙贝母偏于味苦，性偏于泄，多用于风热犯肺或者痰热郁肺之咳嗽，因此功善泻热，此外浙贝母的散结之力更强一些。

用于养阴润燥，质地偏润的川贝母更合适一些。

麦冬味甘性微寒，入心、肺、胃经。具有养肺阴，清肺热的功效。此外，麦冬还可滋补心、胃之阴液。因此，麦冬可以协同百合、贝母，而增强养阴润肺之功效。

2. 滋阴补肾：生地、熟地、玄参

生地、熟地、玄参主要用来滋补肾阴。中医认为，肾五行主水，可以调节人体的水液代谢；肺五行主金，可以通调水道。补肺的同时呢，肾脏也得到了滋养。

生地、熟地，都具有养阴生津的功效。生地经过炮制之后颜色变黑，就是熟地，熟地药性偏温，功善补益精血；生地药性偏凉，功善清热凉血，两味药材联用，补中有泻。

玄参甘寒质润，入肺、胃、肾经，既能清热生津，滋阴润燥，又能清热凉血，泻火解毒，善治热病伤阴诸症。

3. 养血和血：当归、白芍

中医认为，金生水，水生木，肝血是从肾水生长过来的。

当归，被历代医家视为血家圣药，凡是需要补血的方子，十之八九都会用到当归。

白芍，味偏酸涩，入肝、脾经，酸能收能涩，在补益肝血的同时，还可收敛肝阴，以防肝血的流失。

4. 引药上行：桔梗

桔梗具有引药上行的作用，可以把药性往上引，直中病机。

5. 调和诸药：甘草

总结：百合固金汤，具有滋养肺肾，止咳化痰之功效。常用于肺肾阴亏，虚火上炎证。症见咳嗽气喘，痰中带血，咽喉燥痛，头晕目眩，午后潮热，舌红少苔。临床常用于治疗肺结核、慢性支气管炎、支气管扩张咯血、慢性咽喉炎、自发性气胸等属肺肾阴虚，虚火上炎者。

需要注意的是，如果患者的痰特别多，辩证又没有阴虚的症状，不适合应用此方。

温肺降气三子养亲汤

慢性支气管炎多为中老年人群高发，主要是因为年老而中虚，肺纳运无权，而致体内食积痰生，痰盛壅肺，清阳之气无从向上宣发，阴浊之气不得以向下肃降所致。因此，慢性支气管炎的人群多见咳嗽喘逆，痰多胸痞，此外，体内食积还易导致胃口不佳等症状。

三子养亲汤，出自《皆效方》，功善温肺化痰，兼可降气消食，治疗慢性支气管炎，顽固性咳嗽，支气管哮喘等肺病。三子养亲汤主要组成：

紫苏子、白芥子、莱菔子。

紫苏子辛温润降，主入肺经，长于降气化痰，气降痰消，则咳喘自平，不论是外感、抑或是内伤所致的痰壅气逆咳喘，紫苏子都尤为适合，不失为治疗痰壅气逆咳喘的一味良药。此外，紫苏子是一味果实类药材，富含油脂，入大肠经，一来可润燥滑肠，如同是给干燥的肠道添加了润滑剂；二可通过降泄肺气而助大肠传导，又为治疗肠燥便秘之良药。

白芥子辛散温通，利气机，通经络，化寒痰，逐饮邪，专入肺经，脾为生痰之源，肺为储痰之器，白芥子功善温肺祛痰，利气通络，尤善治"皮里膜外之痰"，一味白芥子就可以将肺中之痰消除甚多。

莱菔子，萝卜的种子，味辛、甘，性平，主入脾、胃经，功善消食化积，行气除胀，为治疗食积气滞而致脘腹胀痛之良药。此外，莱菔子还可入肺经，具有降气化痰之效。

三药相伍，各有所长，紫苏子长于降气，白芥子长于豁痰，莱菔子长于消食，临证当视气逆、痰壅、食积三者孰轻孰重而定君臣之药。

那么三子养亲汤应当如何服用呢？原文所载：微炒，击碎。

微炒，可缓和辛味，防止辛散耗气，以减少辛味对咽喉、肺、胃的不良刺激。此外，莱菔子炒制之后其性由升转降，可助紫苏子降气。

击碎，则能利于有效成分的煎出。

三味药材的用量不宜过大，当取纱布包裹，加水微煎，可使药力缓行。

如果痰湿偏重者，加用半夏、陈皮、茯苓、甘草（二陈汤）燥湿化痰，以增加疗效。

三子养亲汤化痰属于中医中"急则治其标"的用法，服药后待病情缓解，可加党参、白术、半夏、陈皮、茯苓、甘草（六君子汤）等，标本兼治。

莱菔子会影响人参的药性，所以，服用莱菔子的时候，应避免同时服用人参。

泻热通窍辛芩颗粒

鼻塞、鼻痒、流鼻涕、阵发性的打喷嚏可能是每个过敏性鼻炎患者难以名状的症状。引起过敏性鼻炎的原因有很多，诸如屋尘、螨、花粉等过敏原，抑或是受季节更替等影响。

中医认为，肺主气司呼吸，开窍于鼻，可宣发人体之清气，肃降人体之浊气。《内经》有云：诸气郁，皆属于肺。肺气郁则气不通，而鼻乃肺经之门户，故肺气不通，而鼻之气亦不通也。肺为清虚之府，最恶者热也。肺热则肺气粗，涕为肺之液，肺热则涕黄，热极则涕浊。败浊之物，势必从肺之门户鼻窍而出。

因此，治疗过敏性鼻炎当宣通鼻窍先治其标，再以清泻肺热，疏散外风以治其本，然泻而不补，恐有损伤肺气之虞，因此，末了当益气固表以扶正气。

辛芩颗粒，既善通鼻窍，又可清热祛风，标本兼治。主要组成：细辛、苍耳子、白芷、菖蒲、黄芩、荆芥、防风、白术、黄芪、桂枝。

1.宣通鼻窍：细辛、苍耳子、白芷、菖蒲

细辛是一味辛温的药材，主入肺经，辛可行散，温善通达，细辛芳香走窜，通彻表里上下，既善疏散外风而祛表邪，尤善升发辛散而通诸窍，因其主入肺经，因此，细辛尤善宣通鼻窍之开闭而治鼻渊。

苍耳子味辛、苦，性温，入肺经，苍耳子辛散温通，透达肌表，上行头目，散风寒，开闭塞，功善祛风解表、通窍止痛，既为治疗风寒头痛之良药，又为治疗鼻渊之要药。

白芷辛温通散，芳香气烈，入肺、胃经，白芷功善祛风、散寒、燥湿，既可消除鼻塞、鼻渊之病因，又可升阳明清气而宣通鼻窍，此外，白芷还善治疗外风犯肺所致的鼻塞流涕等，可见，白芷实为治疗鼻渊之良药。

菖蒲，因常常生长于石缝中，因此也称之为石菖蒲，菖蒲辛升苦降而温通，芳香而走窜，功善开窍，兼可化湿、祛痰，可增强细辛、苍耳子、白芷的开窍之力。

2.清热燥湿：黄芩

黄芩味苦性寒，功善清热燥湿，尤善清泻中上焦之湿热及肺火，为治疗肺热咳嗽之要药。

3.祛风解表：荆芥、防风

荆芥、防风是一组药对，辛香透散，微温不燥，尤善祛风解表，两药联用，可将入侵肌表之风邪驱逐出体外。

荆芥还善止痒，对于过敏性鼻炎所致的鼻痒有一定的疗效。

防风其性升散，善行全身，正如其名，尤善祛风。

4. 益气固表：白术、黄芪、桂枝

白术具有益气健脾之效，但凡是脾胃的问题，都可以用一些白术来调理。

黄芪益气固表，补益肺气而止涕。桂枝温肺化饮，温肺金而化痰饮。

简单总结，辛芩颗粒功善通鼻窍、清湿热、祛风邪，兼可益气固表，泻中有补，实为治鼻渊之良药。

行气化痰半夏厚朴汤

一个人情志不遂，以致肝气郁结，此外肺胃失于宣降，津液不布，聚而为痰，痰气相搏，结于喉咙，让人感觉喉咙里像是卡了个梅核一般，吐又吐不出来，咽也咽不下去，中医形象地称之为梅核气。这也是为什么慢性咽炎的人老要清嗓子的原因。

中医认为，肝主疏泄。而肝郁势必会导致肝失疏泄，体内气机就会郁结在一起，气不行则郁不解，痰不化则结难散。

半夏厚朴汤，出自东汉医圣张仲景的《金匮要略》。功能行气散结，化痰降逆。主要组成：半夏、厚朴、茯苓、生姜、苏叶。

半夏辛温而燥，入脾、胃、肺经，半夏入脾经，长于燥脾湿而化痰浊，温脏腑而化寒痰，功善消痞散结，多治痰气互结之痞证，为治疗湿痰、寒痰之要药；半夏又入胃经，功善降逆。《黄帝内经》有云："阴浊

探秘神奇的中药

出下窍。"半夏善助胃降气，把卡在喉咙的痰向下降。

厚朴味苦、辛，性温，苦能下气，辛以散结，温可燥湿，主入脾、胃、大肠经，兼入肺经，厚朴既能下有形之实满，又能除无形之湿满，具有燥湿行气、消极平喘之功效，但凡是食积、湿停、痰壅、气滞所致诸病，不论是湿阻中焦、脾胃气滞所致的脘痞纳呆，还是肠胃积滞之大肠秘结，抑或是痰饮阻肺，肺气不降之咳喘气逆诸证，用厚朴都会有一定的疗效。此外，厚朴性温，寒者用之最相宜，若是热症使用可配用一些寒凉的药材。

茯苓味甘淡，性平，入心、脾经，具有益心脾而宁心安神的功效。茯苓善治心脾两虚，气血不足之心悸怔忡，健忘失眠，为健脾养心安神之良药。此外，茯苓还入肾经，有利水渗湿的功效，茯苓性平，无寒热之偏，因此，不论是寒证、热证，还是虚证、实证，但凡是水肿，都可以用茯苓来改善。茯苓可以将半夏、厚朴化解的痰湿以小便的形式排出体外。

生姜辛温散结，和胃止呕，可制半夏之毒。苏叶芳香而行气，理肺而疏肝，助厚朴行气宽胸、宣通郁结之气。

半夏后朴汤全方辛苦合用，辛以行气散结，苦以燥湿降逆，使郁气得疏，痰涎得化，则痰气郁结之梅核气自除。半夏厚朴汤具有行气散结、降逆化痰之功效，主治梅核气。临床表现咽中如有物阻，咯吐不出，吞咽不下，胸膈满闷，或咳或呕，舌苔白润或白滑，脉弦缓或弦滑。临床常用于治疗癔症、胃神经症、慢性咽炎、慢性支气管炎、食道痉挛等属气滞痰阻者。

肾　病

中医的"肾"

中医所讲的"肾"和西医的"肾"并不同，中医认为"肾"是一个系统，不仅仅只是一个脏腑，而西医看来肾就是指肾脏。

1. 肾主封藏

中医认为，肾藏精，主封藏。肾脏就像是人体的仓库一样，贮藏着人体的精华，也就是我们常说的肾精，肾精可以生化而成肾气，肾气又可分为肾阴、肾阳。

若是肾气充足，身体的储备就非常的完善，人的各项机能就能正常运转。若是肾失封藏，肾关不固，会出现遗尿、小便失禁、大便滑脱、女子带下、崩漏等。还有一些女性朋友老容易滑胎也大都是肾气亏虚所致。中医认为，虚则补之，既然是肾气亏虚，把损耗的肾气一点一点地补充回来，问题自然可以得到改善。

肾阴就像是涓涓细流，主凉润，宁静，抑制。若是肾阴不足，晚上睡觉的时候容易出汗，也就是中医常说的盗汗。手心、脚心、胸口阵阵发热，中医称之为五心潮热。再照着镜子伸出舌头，往往会发现舌红少苔，或无苔。

如果说肾阴像是涓涓细流，肾阳就像是太阳，主温煦、推动、兴奋。若是肾阳不足，则易虚寒内生，常常出现畏寒肢冷，腰痛阴冷，夜尿频数，再照着镜子看看自己的舌苔，大都舌淡苔白。

2. 肾主纳气

人体的呼吸以肺为主，而我们这里所说的肾主纳气，说的是肾可以摄纳肺所吸入的清气，一来可以防止呼吸过于浅表，以保证呼吸的深度；二来可以保证体内外气体的正常交换。

《类证治裁》："肺为气之主，肾为气之根。"肾的纳气功能，实际就是肾气的封藏作用在呼吸运动中的具体体现。若是肾气充沛，摄纳有度，呼吸不仅均匀平稳，其深度也有了保障，气息就可以很深。如果肾气衰弱，摄纳无力，不能完全接纳来自肺吸入的清气，呼吸相对来得就比较浅，或者是呼多吸少，呼吸就比较急促，常常会有动不动就喘的现象。

3. 肾在体合骨

中医认为，骨骼的生长发育，大都依赖于肾中精气的充养，肾中精气充盈，精气生髓，骨髓得养，筋骨才能强健，说的是肾主骨生髓的道理。一些小孩子发育迟缓，囟门闭迟、骨软无力，也与肾中精气不足、骨髓空虚相关。

齿为骨之余，说的是牙齿的生长与脱落，也与肾精是否充盈息息相关。人上了年纪，常常会感叹自己牙口大不如前，同时，还伴有牙齿的松动、脱落，其实这些都是在告诉你肾气已经不够用了。

4. 肾开窍于二阴

所谓二阴，即前阴和后阴，人体二便的排泄，均与肾的气化功能息息相关。若是肾阴不足，虚火就容易内生，灼烧肠道内的津液，可致肠液枯槁而便秘。

如果把我们的肠道比作是一条河道，肾阴就是潺潺的溪流，体内的糟粕之物就像是溪流上的小船，它会顺着河道流啊流，直至排出人体。而肾阴亏虚的人，他们的肠道就像是一条干涸的河道，小船早已搁浅，单靠蛮力难以将之排出体外，中医很形象地将之称为"无水行舟"，这也是有些人即使铆足了劲儿，也拉不出的原因之一。

若是肾阳虚损者，通常命门火衰，难以温煦脾土，而致运化失常，气化无权，阴寒内盛，终将致阳虚泄泻。有些人，一清早天还没亮，就腹痛难忍，直奔厕所，这并不是大便规律，中医称之为五更泄泻。

此外，尿液的排泄也和肾的气化功能有一定关联。肾阳不足的人，夜尿频繁、小便清长。肾阴亏虚的人，小便短而色黄。

5. 肾在志为恐

中医认为，恐则气下。众所周知，肾位于人体的下焦，与膀胱相表里，主膀胱的开阖，肾开窍于二阴，肾气不固的人往往容易二便失禁。

6. 肾其华在发

头发的生长，多半依赖于全身的精血。肾藏精，头发的生长与脱落、润泽与枯槁都离不开肾中精气的充养，因此也就有了其华在发的说法。人年轻的时候，体内精血充盈，头发就乌黑而有光泽。随着年龄渐长，肾气渐衰，肾精亏虚，头发失去了精血的濡养，也就有了白发、脱发的现象。

值得注意的是，大家在日常生活中别一听肾虚，就盲目用药，切记使用中药之前还需辩证，不然只会适得其反。

说了这么多，大家肯定了解了肾的特点，接下来还会为大家普及几个治疗肾病的常用方剂。

阴阳双补之龟鹿二仙胶

龟鹿二仙胶，出自明代医家王肯堂的《医便》，现已制成了中成药，功善阴阳双补。主要组成：鹿角、龟板、人参、枸杞子。

鹿角，是雄鹿的象征，长在头顶上，向着太阳，可谓阳中之阳。鹿角常被拿来入药，其味偏于咸温，入肝、肾经。所以说，鹿角可以温肾阳，常常用于肾阳不足所致的阳痿遗精诸症。

中医以为，肝主筋，肾主骨，因此，鹿角还具有强筋骨的功效，一些人腰脊冷痛，都可以用些鹿角来改善。鹿角的温阳之性还可以行血消肿，临床上多用于乳痈初起，瘀血肿痛之症。

乌龟生活在水里，其性喜静，龟板为乌龟的腹甲，常年得不到阳光的照射，因此来说，龟板可谓是阴中之阴。

龟板味咸、甘，其性微寒，入肝、肾经，因此，龟板既能滋补肝肾之阴以退内热，又能潜降肝阳而息内风，常常用于肝肾阴虚诸证。龟板长于滋补肝肾，所以也具有强筋健骨之功效，多用于肾虚之筋骨不健，腰膝酸软；此外，一些小儿囟门不合、行迟、齿迟诸证也可以用龟板来改善。

龟板不仅入肝、肾经，它还可以入心经，具有养血补心、安神定志的功效，一些人阴血不足，心肾失养之惊悸、失眠、健忘就可以用一些龟板。

需要强调的是，鹿角和龟板都是血肉有情之品，其补阳与补阴的效力远胜于我们之前说的那些植物药材。

人参，甘温补虚，入脾、肺、心、肾经，与鹿角、龟甲相配伍，其大补元气之效，可以协助龟甲滋阴，联同鹿角温阳；此外，人参还具有补脾益肺，生津养血的功效，增强体内化生气血之力，气行血通，则体内阴阳归位。

枸杞子是一味甘平的药材，入肝、肾经。甘味能补，所以枸杞子具有补益肝肾的功效。肝主筋、肾主骨，因此枸杞子常用于肝肾阴虚，精血不足所致的腰膝酸痛、眩晕耳鸣、阳痿遗精、内热消渴、血虚萎黄、目昏不明等症；肾在华为发，枸杞子配伍怀牛膝、菟丝子、何首乌等药材，还可用于须发早白；肝开窍于目，枸杞子常常和熟地、山茱萸、菊花同用，用于肝肾阴虚、精血亏虚所致的两目干涩、内障目昏。

综上所述，鹿角补阳，龟板补阴，人参、枸杞子协同龟鹿增强滋补阴阳之功效。

此外，鹿角和龟板有同属血肉有情之品，滋阴补阳之力甚佳。

简单的总结，龟鹿二仙胶适用于由肾元虚损，精血阴阳不足，筋骨形体失养，五脏失充所致的腰膝酸软，形体瘦削，两目昏花，发脱齿摇，阳痿遗精，男子精少不育，妇女经闭不孕，未老先衰等诸虚百损之症。

温肾助阳之桂附地黄丸

中医认为，肾主水，为水脏，司开阖。开，即打开，阖，即关闭，说的是肾脏起调节体内水液平衡的作用。正常人体内，肾阴、肾阳是相对平衡的，肾气的开阖也是协调的，因而尿液排泄正常。一旦肾失主水之功，势必影响司开阖之效，体内水液代谢失常，尿频由此而来。

桂附地黄丸，原方出自《金匮要略》中的肾气丸，后人将肾气丸中的桂枝替换成了肉桂而得桂附地黄丸。可温肾阳，而治尿频。主要组成：肉桂、附子、熟地黄、山茱萸、山药、牡丹皮、茯苓、泽泻。

1.温补肾阳：肉桂、附子

肉桂是一味辛甘偏热的药材，入肾、脾、心、肝经，其性纯阳温散，善补命门之火，益阳消阴，多用于治疗肾阳不足所致的畏寒肢冷、腰膝酸软、尿频等症。此外，肉桂还具有引火归元之功效，多用于下元虚冷，为虚阳上浮诸证之要药，诸如面赤、虚喘、汗出、心悸。

《本草求真》："大补命门相火，益阳治阴。"

附子为大辛大热之品，入心、肾、脾经，因此，附子上可助心阳、中可温脾阳、下可补肾阳，可温补一身之阳气，具有回阳救逆之功效。附子既为治疗亡阳证之主药，同时又为治疗肾阳虚、脾阳虚、心阳虚之要药。此外，附子秉性纯阳，散寒之力大，温散走窜，亦为散阴寒，祛风湿，止痹痛之要药。

肉桂和附子联用，温补肾阳，等同于给身体添了把火，把沉积于下焦的水向上蒸腾，水分向上走了，自然也就不容易再向下走，尿频的症状自然也得以缓解。

2. 滋阴养液：熟地黄、山茱萸、山药

熟地黄为生地黄经过酒炖或者酒蒸加工而得。其味甘厚，性微温，质地柔润，入肝、肾经，功擅补血滋阴、益精填髓，为历代医家视为"滋补肝肾阴血之要药"。但凡血虚、肾阴虚或是肝肾精血亏虚所致的各种证候，都可以用熟地黄来滋补。

山药味甘性平，入脾、肺、肾经，山药即可补气，又能养阴，为平补气阴之要药。山茱萸温而不燥，补而不峻，入肝、肾经，既能补肝肾，又能温肾阳，为平补阴阳之要药。

中医认为，阴阳互根互用，常常在治疗阳虚证时，在助阳剂中，适当佐以滋阴药，即谓"阴中求阳"。因阳得阴助而生化无穷，阴得阳升而泉源不竭。此外，山药性兼涩，山茱萸味偏酸，都具有收敛固涩之功效，常常用于尿频之证。

3. 利水渗湿：茯苓、泽泻

茯苓、泽泻都属于能利水渗湿的药物，且祛湿不伤正。

4. 清热泻火：牡丹皮

牡丹皮能清热凉血。

全方既有寒药可滋阴补液，阴中求阳；又有温药可补肾温阳，气化蒸腾体内津液；此外，补中有泻，阴阳双补之时，还缓泻了体内的湿邪和余火。

需要强调的是，桂附地黄丸虽可阴阳双补，但药味偏温，因此，带有热症人群不宜使用。

养心补肝肾之固根汤

现在的人，不论是工作还是日常生活，都离不开屏幕，手机、电脑、平板更是无时无刻不伴随着我们的日常生活，用眼的强度也越来越大。有的人忙完了一天的工作，晚上回到家后突然会出现视线模糊，视物不清，双眼干涩，更有甚者，走在路上，迎面吹来一阵风，眼泪就流了下来。

这是什么问题呢？

首先，这是心的问题。泪为心之液，心气有所伤，则泪液有所出。要想止泪，就要先养心；再者，目开窍于肝。眼睛出现了问题，十之八九和肝相关，肝阴亏虚，自然目昏不明。此外，乙癸同源，说的就是肝和肾。中医认为，肝主血，肾主精，精血本为同源，肝肾由此也为同源，因此，补肝和补肾是相辅相成，滋肾阴，自然也补肝阴。

由此可见，眼睛的问题不仅需要养心，同时还需要滋补肝肾。

固根汤，出自清代名医陈士铎的《辨证录》，既可养心，又能补肝肾。主要组成：菖蒲、葳蕤、当归、白芍、熟地、麦冬、菊花、柴胡。

1. 养心神：菖蒲、葳蕤

石菖蒲是一味辛温偏苦的药材，辛能发散，苦能燥湿，温可通脉，加之石菖蒲本身就有一股特别的香气，善于走窜，因此，石菖蒲具有开窍醒神，化湿，豁痰，辟秽之功效，把体内郁闭不通的孔窍都打开。石菖蒲入心经，可开心窍，具有醒神益智、聪耳明目的功效，多用于治疗健忘症。

葳蕤，其实就是我们平时常说的玉竹，《名医别录》："主目痛眦烂泪出。"可见玉竹尤善止泪。此外，玉竹味甘，性微寒，养阴而不滋腻，清热而不甚寒凉，药性缓和，为清润之品，具有养阴而不恋邪的特点。

2. 补肝血：当归、白芍

当归长于养血，素有"血中圣药"之美誉，为补血要药，主入肝经，多用于血虚诸证，尤善补肝血，但凡是补血的方子，多有用到当归，因此，也有"十方九归"之说。

白芍味偏酸涩，主入肝经，酸主收敛，因此，白芍既可养益肝血，又具收敛肝阴之功效，以防体内肝血亏虚太过，肝血充足，则无油尽灯枯之虞。白芍这味药，补中有守，实为养肝血之良药。

3. 滋肾阴：熟地、麦冬

熟地为生地经酒炖或酒蒸后而得，味甘厚，性微温，色黑而质地柔润，中医讲，肾五色主黑，由此，黑色的药材也更易入肾经，熟地功善补血而滋阴，益精而填髓，为滋补肝肾阴血之要药，但凡是血虚、肾阴虚或是肝肾精血亏虚所致的各种证候，均能用熟地。

麦冬味甘，性微寒，入肺经，具有养肺阴，清肺热，润肺燥之功效，肺五行主金，肾五行主水，金生水，则金为水之母，肺阴得以滋润，肾阴自然也得以充足。此外，麦冬入胃经，善益胃生津，清热润燥；入心经，能养心阴，除烦安神。

4. 清内热：菊花、柴胡

菊花味辛、苦，性微寒，有一股芳香之味，主入肝经。中医认为，辛可发散，苦能降泄，寒善清热，菊花善清肝经风热，既善治疗肝火上攻之目赤肿痛，又多用于肾阴虚所致的目暗不明。

柴胡味苦、辛，性微寒，轻清升散，宣透疏达，主入肝、胆经，柴胡升散之性既能清利头目，以助清阳之气上升；又善疏散少阳半表半里之邪，以清内热。

补肾益精之二精丸

中医认为肾开窍于耳，肾气不足，耳朵这边自然就会出现问题，最典型的症状就是听力受到影响。

二精丸，出自《奇效良方》，补益肾精而开耳窍。主要组成：黄精、枸杞子。

二精丸总共就两味药，药简而力专。黄精味甘性平，质地滋润，主入肾经，有补诸虚、填精髓之功效，但凡是肾精亏虚所致的腰膝酸软、头晕耳鸣、须发早白，都可以用黄精来改善一下。

《神农本草经》更是将黄精列为药之上品，"久服轻身延年不饥"。

所谓轻身，指的是服用黄精有补益祛病之效，人无病而身轻如燕，因此，身轻指的是体健之意；所谓延年，说的是黄精可补益肾精，而充实先天之本，人自然容易延年益寿；所谓不饥，是说黄精可以补益脾胃，一些人胃火旺盛，刚吃完饭没多久又饿了，黄精入脾经，善补脾阴，又益脾气，可降脾胃之火，胃火降，饥饿感自消。

值得一提的是，生黄精入口有刺喉感，因此多用制黄精。

枸杞子味甘性平，主入肝、肾经，枸杞子具有补肝肾，益精血，明目，止渴之功效，因此，枸杞子多用于肝肾不足所致的头晕目眩，视力减退，内障目昏，消渴等，为滋补肝肾精血之良药。

枸杞虽重在滋阴，但兼可助阳。

二精丸可平补阴阳，补肾益精，临床常用于老年人阴虚不足，头晕耳鸣，口干烦躁，为滋补之良药。

补肾益精聪耳之耳聋左慈丸

耳聋的特点多为两侧对称性听力下降，究其原因，主要是由于中耳及内耳的听功能结构均发生退变，诸如中耳鼓膜增厚，弹力减少，听骨韧带松弛，听骨关节发生纤维化、钙化及僵硬等；内耳为螺旋神经节细胞减少，柯替氏器及血管纹处有广泛老年性退变。

这一系列的退变，可伴有持续高频耳鸣。起初，对频率高的声音丧失听力，随着退变的加重，后续会逐渐连频率低的声音也听不到了。

然而，我们平时说话时频率有高有低，所以，这也是一些有耳聋症状的老人能听到一部分声音的原因之一。他知道别人在和他讲话，但难以领会到别人说话的全部内容，所以，语言辨别能力下降，总爱打岔。

耳聋发生的年龄因人而异，有的人刚至不惑之年就耳鸣、耳聋症状明显，有的人即便到了耄耋之年听力都尚可。

中医认为，耳为肾窍，肾又为先天之本，肾气充沛，肾精充足，自然可以上濡于耳，则听觉敏锐；若是先天有失，肾气亏损，精血不足，耳失濡养，则易致耳鸣、耳聋之症。

耳聋左慈丸，功善补益肾精，滋阴降火，改善耳鸣、耳聋。主要组成：磁石、熟地、山药、山茱萸、茯苓、泽泻、牡丹皮、竹叶柴胡。

1. 养肾益精：磁石、熟地、山药、山茱萸

中医认为，肾有分阴阳，健康的人体，阴阳相互制约，相互依存，处于一种动态的平衡。若是肾阴不足，难以制阳，则易虚阳浮越而致肝阳上亢，耳为肾窍，目为肝窍，所以肾阴不足则致耳鸣耳聋，肝阳上亢则致目昏不明。

磁石是一味矿石类药材，咸寒而质重，既能护肾之真阴，又能镇肝之浮阳，因此，磁石主入肝、肾经，长于聪耳明目，兼可助肾纳气而平喘；此外，磁石还入心经，具有安心神之效。

《本草纲目》："治肾家诸病，而通耳明目。"

熟地是由生地经酒蒸或酒炖后而得，其性偏温，主入肝、肾经，专于滋阴养血，益精填髓，为滋补肝肾阴血之要药。

可能有人会问，不是说"耳为肾窍"吗？为何要补肝？

中医认为，肾藏精，肝藏血，精血同源，肝肾同源。

山药、山茱萸都具有养阴生津的作用，既可助熟地滋阴补液，两者的药性都比较缓和，补阴之时又不伤阳气，山药、山茱萸还兼具收敛固涩之功效，补中有守，如同一个金钟罩一般，将补充的津液牢牢锁在体内。

此外，山茱萸补阴之时，还能补阳，为阴阳双补之剂。

那为何需要补阳呢？

中医认为，阴阳互根互用，补阴之时，适当补阳，可增加补阴之效，正是阳中求阴。

2. 利水渗湿：茯苓、泽泻

茯苓甘补淡渗，作用平和，无寒热之偏，利水而不伤正气。

泽泻甘淡渗利，性寒清泄，功善利水渗湿，又长于泻肾与膀胱之热，与熟地、山药等滋阴药材合用，泻相火，以保真阴。

3. 清热泻火：牡丹皮

牡丹皮苦寒清泻，辛散透发，入肝、肾经，凉血而不留瘀、活血而不动血，将体内的余热清泄出去。

4. 疏肝理气：竹叶柴胡

耳窍为九窍之一，自然也应当畅通无阻。

柴胡，味苦辛，性微寒，轻清升散，宣透疏达，主入肝、胆经，尤善疏泄肝气而解肝气郁结，为疏肝解郁之要药。

肝气郁滞的人群，用一点柴胡，既能疏肝，又能理气，一举两得。

其实左慈耳聋丸是在经典滋阴方六味地黄丸的基础上增加了磁石、柴胡两味药材，六味地黄丸三补三泻，滋阴之时，去阴浊，泻余火，佐磁石补肾固精，柴胡疏肝理气，为治疗耳鸣、耳聋之良药。

补肾固精缩尿之缩泉丸

尿频的原因较多，包括炎症因素、非炎症因素、精神因素等。而尿频在中医看来，主要是由于肾气不固，膀胱约束无能，气化不宣所致。

中医认为，脾五行属土，肺五行属金，土虚则不能制水，金弱则难以金水相生，而致膀胱气化无力，中医称之为上虚则不能制下，尿频由此而来。

因此尿频多为脾、肺、肾三脏虚弱所致。

缩泉丸，出自《校注妇人良方》，功善治疗尿频的。主要组成：益智仁、乌药、山药。

益智仁是一味辛温的药材，入脾、肾经。其温暖之性可暖肾固精缩尿，多用于治疗小脚虚寒所致的小便频数；此外，脾主运化，在液为涎，肾主闭藏，在液为唾，脾肾阳虚，则统摄无权，多见涎唾。益智仁可以暖肾温脾，开胃摄唾，多用于治疗脾胃虚寒、脘腹冷痛、呕吐泻痢。

值得一提的是，益智仁使用前需要除去外壳，常常生用或盐水炙用，用时需要捣碎。

乌药辛散温通，主入肾、膀胱经，具有温肾散寒，缩尿止遗之功效，常常治疗肾阳不足、膀胱虚冷之小便频数，包括一些小孩子发育迟缓，肾气不足所致的遗尿都可以用乌药来改善。乌药还善于梳理气机，入脾、肺、肾经，因此临床上常用乌药来治疗三焦寒凝气滞之疼痛。

山药是一味甘平的药材，入脾、肺、肾经。

中医认为，甘味能补，因此我们常说山药可以补益三焦之气阴两虚诸证。其入脾经，可以补脾气，益脾阴，又兼涩性，故而可以止泻、止带，常常用于脾气虚弱或气阴两虚，消瘦乏力，食少便溏或泄泻，及妇女带下等；其入肺经，可以补肺气，滋肺阴，多用于治疗肺虚久咳或虚喘，常与太子参、南沙参同用；其入肾经，可以补肾气，滋肾阴，又兼有收涩之性，具有补肾固精的功效，多用于肾气虚弱之腰膝酸软，夜尿频或尿遗，滑精早泄，女子带下清稀等。

总结，缩泉丸中山药补肾固精；益智仁温补肾阳，收敛精气。以盐炒，入肾经；乌药温肾散寒。三药合用，肾虚得补，寒气得散，共奏补肾缩尿之功。用于肾虚所致的小便频数，夜间遗尿。

值得一提的是，缩泉丸虽为小方，但临床上较为常用，因此，缩泉丸现已被制成中成药。

滋阴助阳安神之地黄饮子

正气不足，阴阳两虚。那么阴阳两虚该怎么调理呢？

地黄饮子，出自《圣济总录》。主要组成：巴戟天、肉苁蓉、附子、官桂、熟地黄、石斛、麦冬、五味子、山茱萸、茯苓、菖蒲、远志。

1. 补阳：巴戟天、肉苁蓉、附子、官桂

巴戟天是一味比较温和的药，入肝、肾经。2020版的《中国药典》中说巴戟天，补肾阳，强筋骨，祛风湿。之所以说巴戟天温和，主要是因为其甘润不燥，既有补阳之功，又无伤阴之效。

肉苁蓉也具有补肾阳的功效，同时肉苁蓉比巴戟天更来得甘润一些。《本草经疏》提出，肉苁蓉"白酒煮烂顿食，治老人便燥闭结"。因此，肉苁蓉还有润肠通便的功效，适合一些老年人或是一些体虚人群，润肠通便的同时，还有补益阳气的作用，一举两得。

附子大辛大热，《本草备要》提出，附子"补肾命火，逐风寒湿"。可见，附子被历代医家视为大补阳气之要药。中医认为，辛能行能散。所以附子可以将温热之性，传输送至身体内的五脏六腑，奇经八脉，赶走体内一切寒气。

官桂，也就是我们常说的肉桂，是一个比较特殊的药材，在补阳的同时，它还可以引火归元，元代医学大家王好古曾言，肉桂"补命门不足，益火消阴"。就是将体内虚浮上越之火引回命门，各就其位，各司其职。

2. 补阴：熟地、石斛、麦冬、五味子

熟地是由生地加工而得的，色黑，中医认为，肾主黑，一些黑色食物大都具有滋补肾脏作用，《本草纲目》中说熟地黄，"填骨髓，长肌肉，生精血"。《本草从新》中提及熟地黄，"滋肾水，封填骨髓，利血脉，补益真阴……一切肝肾阴亏，虚损百病，为壮水之主药"。

石斛和麦冬都是偏于甘甜的药材，都具有益胃生津、滋补阴液的作用。

五味子虽有五味，但其酸性最盛，酸能收能涩，把熟地、石斛、麦冬滋补的津液最大限度地保存起来。

3. 阴阳双补：山茱萸

山茱萸是一味既能阴阳双补，又可肝肾同治的药食同源佳品。

4. 交通心肾：茯苓、菖蒲、远志

心肾不交临床常见心神不宁，畏冷怕热。

地黄饮子是一剂非常实用的阴阳双补之剂，用于阴阳两虚人群，所以实证人群严禁使用。

此外，地黄饮子虽有阴阳双补之效，但其药味中仍然偏温性，因此，一些虚火症人群建议谨慎使用。

温补肾阳之右归丸

说到阳虚，大家的第一反应就是怕冷。的确，身体缺乏了阳气的温煦，怕冷在所难免，有时候还会伴有腰膝酸冷。

阳虚的人，吃东西也不容易消化，往往大便中会夹杂着还没完全消化的食物。古人形象地称之为"完谷不化"，怎么理解呢？食物在体内消化的过程就好比是生米煮成熟饭的过程，我们的胃就像是煮饭用的炊具，而体内的阳气就如同是煮饭的火，大家试想一下，阳气不足，势必体内就会缺"火"，生米就无法煮成"熟饭"。所以当阳气不足时，进入胃中的食物也就无法很好地消化，而直接从肠道排出。

阳虚的人精神状态也不佳，主要是因为细胞的生命活动衰退，所以就表现为萎靡懒动。除此之外，阳虚的人还会有阳痿遗精、月经减少、尿频等症状。

一般阳虚人群以寒证为主，此外，阳虚的人因体内蓄积多余水分，容易导致舌体胖大，有时容易受牙齿挤压而出现齿痕。那阴虚呢？和阳虚恰恰相反，阴虚的人群往往以热证为主，此外，阴虚的人因为体内有虚火，舌苔几乎都被烧没了，所以阴虚的人往往舌少苔或无苔，舌呈红色。

在这里给大家介绍一个温肾助阳的方子——右归丸，来自明代张景岳《景岳全书》，功善温肾助阳。主要组成：熟地黄、附子、肉桂、山药、山茱萸（酒炙）、菟丝子、鹿角胶、枸杞子、当归、杜仲（盐炒）。

1. 补火助阳，温中散寒：附子、肉桂、鹿角胶

附子是一味大辛大热的药材，入心、脾、肾经。附子上可助心阳、中可温脾阳、下可补肾阳，被历代医家视为"回阳救逆第一品药"。

不论是肾阳不足、命门火衰所致的滑精、宫冷不孕，腰膝冷痛、夜尿频多，或是脾肾阳虚、寒湿内盛所致的脘腹冷痛、呕吐、大便溏稀，抑或是心阳衰弱所致的心悸气短、胸痹心痛，附子都可以把缺失的阳气补回来。

此外，附子气雄性悍，走而不守，可以温经通络，但凡是风寒湿痹，周身骨节疼痛都可以用附子来改善。

肉桂也是一味大辛大热的药材，入心、肝、脾、肾经，因此，肉桂具有补火助阳的作用，可以让我们全身都暖暖的，被历代医家视为治疗命门火衰之要药。

肉桂还有个非常特殊的功效——引火归元。肉桂可以将补的元阳之气引回故里，尤善治疗元阳亏虚、虚阳上浮所致的眩晕目赤、面赤、虚喘、汗出、心悸、失眠等症。

鹿角胶味甘性温，入肝、肾经，为血肉有情之品，因此，鹿角胶具有温补肝肾、益精养血的功效。可协助附子、肉桂增强补火助阳，用于肝肾不足所致的腰膝酸冷，遗精，虚劳羸瘦，崩漏下血，便血尿血，阴疽肿痛。

2. 滋阴补液，益精填髓：熟地黄、山药、山茱萸

看到这里，可能有人要问，说好的补阳，怎么又要滋阴了？

张景岳在《新方八略引》中讲："善补阳者，必于阴中求阳，则阳得

探秘神奇的中药

阴助而生化无穷；善补阴者，必于阳中求阴，则阴得阳升而泉源不竭。"大致意思是说，补阳的时候，要加一些滋阴的药，阳气得到阴液的帮助就可以无穷的生化；补阴的时候，也得加一些补阳的药，阴液得到阳气的升华就可以源源不竭。后人将之简称为阴中求阳，阳中求阴。

所以，张景岳出于阴中求阳的考量，加了熟地、山药、山茱萸滋阴补液，以助阳气化生。

3. 补肝肾、强筋骨：杜仲、菟丝子、枸杞子

杜仲、菟丝子、枸杞子都是偏于甘的药材，入肝、肾经，甘能补益。因此，杜仲、菟丝子、枸杞子具有补肝肾的作用，肝主筋、肾主骨。所以这三味药还可以强筋骨，尤善治疗腰膝酸痛、筋骨无力。

杜仲、菟丝子、枸杞子可协助附子、肉桂治疗肾虚、遗精、尿频等症状。

4. 补血活血：当归

右归丸具有温补肾阳，填精止遗的功效。常用于肾阳不足，命门火衰，腰膝痿冷，精神不振，怯寒畏冷，遗精，大便溏薄，尿频而清等阳虚诸证。

补阴助阳之金匮肾气丸

金匮肾气丸，出自医圣张仲景的《金匮要略》，用于阴阳两虚之证的治疗。主要组成：干地黄、山药、山茱萸、茯苓、泽泻、牡丹皮、桂枝、附子。

那这些药材是如何做到阴阳双补的呢？

1. 补阴：地黄、山药、山茱萸

我们说糖尿病，也就是消渴病，最常见的症状就是口干，喝多少水都不管用，所以第一步，就该养阴生津，给身体补充津液。

地黄是一味甘寒的药材，尤善养阴生津，被历代医家视为补阴要药。

地黄可以用于大多数的热病伤津，不论是口干舌燥，还是津伤便秘，或是阴虚发热，用一些地黄，全都可以得到改善。

然而，孤掌难鸣，单单靠一味地黄滋阴是不够的，所以，又加了山药和山茱萸。这两味药，都具有养阴生津的作用，而且它们的药性都比较缓和，补阴之时又不伤阳气，此外，他们还有收敛固涩的功效。

为何要收敛固涩？

原因很简单，糖尿病人群本来就因为固涩功能欠缺，导致喝下去的水还没来得及转化成有益于人体的津液，就以小便的形式排出了体外，而往往容易多尿。

大家试想一下，如果这边刚补下去，那边就排出去了，身体怎么会不缺水？

所以山药和山茱萸补中有守，不仅可以协助地黄补充人体所需的津液，还可以牢牢管住这些津液，以防津液的流失。

2. 补阳：桂枝、附子

为什么要补阳？

大家试想一下，金匮肾气丸补阴，是为了给身体补充津液水分，肾主水，因此，补充的津液只是被储存在了下焦肾脏，身体的其他脏器依旧是缺水的。

这个时候，就需要阳气充当一个输送的角色，把刚刚补充的津液从肾脏这个仓库里搬运出来，输布到各个脏器，让全身脏器都得到津液的滋养，身体才真正意义上不缺水。

阴阳两虚的患者，阴虚阳也虚啊，所以需要补阳。

附子和桂枝都是辛温之品，具有温肾助阳、温经通脉的功效。

服用它们的药液，就如同给我们的身体加了把火，让沉积在下焦的津液蒸腾起来，不仅可以给到各个脏器以水分，还可以让我们的身体暖暖的。

3. 利湿：茯苓、泽泻

茯苓、泽泻，它俩都是偏于平的药材，没什么味道，在滋阴补阳的基础上，用于祛湿，祛湿也不会伤正。

4. 泻火：牡丹皮

牡丹皮清热凉血，用于清泻体内余热。

最后，简单和大家总结一下这个方子，既有寒药可滋阴补液，给身体增加津液水分；又有温药可补肾温阳，气化蒸腾体内津液，输布到各个脏器；此外，补中有泻，阴阳双补之时，还缓泻了体内的湿邪和余火。

清湿热温肾阳之癃闭舒胶囊

前列腺增生，中医称之为"癃闭"。所谓癃闭，主要是由于肾和膀胱气化失司导致的排尿困难，全日总尿量明显减少，小便点滴而出，甚则闭塞不通为临床特征的一种病证。其中，以小便不利，点滴而短少，病势较缓者称为"癃"；以小便闭塞，点滴全无，病热较急者称为"闭"。"癃"和"闭"虽有区别，但都是指排尿困难，只是轻重程度上的不同，因此多合称为癃闭。

《类证治裁》："闭者，小便不通，癃者，小便不利。"

中医认为，肾为先天之本，老年人年龄渐长，肾气渐虚，肾阳不足，命门火衰，气不化水，前人称之为"无阳则阴无以生"，而致尿不得出。简单来说，癃闭主要是由于外感湿热壅盛于下焦膀胱，加之肾阳亏虚，以致气化不利，而致小便不利或不通。

癃闭舒胶囊，是一个既能清湿热，又能温肾阳的中成药。主要组成：补骨脂、益母草、金钱草、海金沙、琥珀、山慈菇。

1. 温肾助阳：补骨脂

补骨脂辛温苦燥，入脾经而温脾阳，以助脾转运，脾胃健运，则湿热内生之源自可消矣；又入肾经，功善补火助阳，兼具收涩之性，为治疗下元不固所致的小便无度之要药。

2. 利尿通淋：益母草、金钱草、海金沙、琥珀

益母草，苦泻辛行，主入心肝血分，功善活血调经，多用于女性血瘀经产诸证，为妇科常用要药，故得"益母"之名。益母草用在此中成药中，一来是由于其性微寒可清热，辛开苦降之性又善行散，而消壅滞于下的湿热；二来益母草不仅善活血化瘀，又善利尿通淋，为治疗水瘀互结之要药，将湿热之邪从小便而出。

金钱草，甘淡微寒，入肝、胆、肾、膀胱经，既善清肝胆之火，又可清膀胱湿热，为清除下焦湿热之常用药。

此外，金钱草还具有较强的利尿通淋、排石的功效，为治疗石淋之要药。

海金沙，是一味孢子类药材，其味甘寒，入膀胱、小肠经，其性下行，善清小肠和膀胱的湿热，功专利尿通淋，尤善止尿道疼痛，为治诸淋涩痛之要药。

琥珀，味甘性平质重，入膀胱经，既善活血调经、消瘀散癥，又可利尿通淋，为治疗癃闭之常用药。

3. 清热散结：山慈菇

山慈菇味辛而寒，力较强，既善清除内热，又兼具消痈散结之效。

需要注意的是，闭舒胶囊中的药材多为清利下焦湿热。肺热壅盛、肝郁气滞、脾虚气陷者还须慎用。

固本培元之人参固本丸

肾为先天之本。然而，随着每个人的年龄渐长，先天有失而肾气渐渐亏虚，肾精不固，加之肝肾精血又为同源。因此，先天亏虚者，难免会损伤及肝。

肝主筋，肾主骨，肝肾精血亏虚，自难濡养筋骨，临床多见腰膝酸软，四肢屈伸不利；其次，中医认为，有诸内者，必行于外。说的是身体内部的表现，多半可以透过外在的表现显现出来。肾开窍于耳，肝开窍于目，肝肾不足，也容易导致目昏耳鸣的症状；不仅如此，肾其华为发，肝主血，发为血之余，肝肾精血亏虚，头发自难濡养而见须发发白。此外，肝肾精血不足多半证属"阴虚"，体内阴不制阳，虚阳浮越，易助长心火而燥热失眠，多梦健忘。

人之衰老，多半和肾气亏虚息息相关。

人参固本丸，出自《养生必用方》。功善大补元气，又可滋补肾水而充盈先天，兼可泻火降浊。主要组成：人参、熟地、生地、麦冬、天冬、山药、山茱萸、茯苓、泽泻、牡丹皮。

1. 大补元气：人参

人参以温阳补气的功效闻名于中药圈，其上入肺经，充盈肺气而宣发肃降有序；中入脾经，鼓舞脾气，以助气血生化；下入肾经，大补肾气，而化肾精，为大补元气之第一要药。

提及人参，很多人会有"人参大热，容易上火"的认知误区。《中国药典》中写明，人参性微温，若是适量服用，并不用担心上火的问题。

2. 滋阴养液：熟地、生地、麦冬、天冬、山药、山茱萸

熟地、生地均为大补肾水之要药。其中，熟地是由生地炮制后而得，性由凉转温，主入肾经，功善滋阴补血，益精填髓，为大补肝肾阴血之要药。但凡是血虚、肝肾阴虚者皆可选用，每用即效。

生地黄苦味之中夹带着些许甘甜，被前人称为大地之精髓，同为滋阴之圣药。与熟地不同，生地性偏寒，两者合用，大补肾水之余而无寒热之偏，寒者、热者均可服用。

麦冬、天冬两者功效相似，均为滋阴养液之常用药，其中，麦冬主入上焦心肺经，中焦胃经。

天冬主入下焦肾经，两者合用，可助地黄滋养一身阴液。

上好的山药因产于古怀庆府（今河南省焦作），而被称为怀山药。我们的脾胃五行主土。山药，主入脾经，善助脾胃转运输布精微，兼入肺、肾经，既能补气，又可养阴，为平补三脏气阴之良药。此外，山药兼具涩性，具有收敛固涩之效，尤善适合久病、体虚多病者补虚之用。

山茱萸酸涩而温，温而不燥，补而不峻，入肝、肾经，既能补肝肾阴液，又可温肾阳，为补益肝肾阴阳之要药；其味酸涩，酸可收敛，因此山茱萸补益之中尤善固肾涩精，堪称补敛并俱之佳品。

3. 降火泄浊：茯苓、泽泻、牡丹皮

茯苓，有健脾祛湿，利水之余而不伤正气的功效。

泽泻和牡丹皮主要用来泻热。泽泻甘淡渗利，性寒清泄，入肾、膀胱经，既善利水渗湿，又能泻肾与膀胱之热，泻相火，以保真阴。

牡丹皮味苦性寒善清泄，辛香温散善透发。善助生地、泽泻清热泻火。

人参固本丸既可温阳助气以助气血通畅，又可大补肾水，以补亏虚之先天之本，兼可泄浊降火，为攻补兼施之良方。

然而，人参固本丸中药味多补益，性滋腻，若是担心滋腻碍胃，可加用陈皮行气解腻；若是恐服用之后容易上火，可酌加金银花清热泻火。

此外，人参固本丸虽有泄浊降火的药材，但以补益为主，体内有实邪者，应先祛邪后方可扶正，以防闭门留寇之嫌。

补肝肾强筋骨之青娥丸

什么是筋？

筋，说的就是筋膜，是附着于骨而聚于关节，连结关节、肌肉的一种组织，包括肌腱、韧带都是中医所说的"筋"的范畴。筋，依赖于肝血的滋养，才得以强劲有力，使人活动自如，能跑能跳。

若是体内肝血亏虚，血不养筋，则肢体麻木、屈伸不利。

青娥丸，出自《太平惠民和剂局方》。主要组成：杜仲、补骨脂、核桃仁、大蒜。

杜仲味甘性温，主入肝、肾经，善补肝肾而强筋骨。中医认为，肝主筋，肾主骨，肝充则筋健，肾充则骨强。

杜仲常常被用来治疗肝肾不足所致的腰膝酸痛、筋骨痿软，单用即有效，实为治疗腰腿疼痛之要药。自古以来，便有"腰痛不离杜仲"的说法。

补骨脂辛苦而温，入脾、肾经，功善补火助阳，兼具收敛之功。补骨脂正如其名，善强健筋骨，但凡是下元虚冷，肾阳不足所致的腰膝冷痛，均可以用补骨脂来改善。

核桃仁大家都很熟悉了，现在不少人都把它当作零食来食用。核桃仁甘温质润，主入肾经，长于温补肾阳，强健腰膝。

此外，常吃核桃仁的人也少有便秘的情况，因为核桃仁毕竟是一味种子类中药，富含油脂，而善润燥滑肠，多用于老人、大病或是久病而血少精亏的人群改善肠燥便秘问题。

大蒜辛散温通，为药食两用之佳品，放在这里有两大作用：其一，可助杜仲、补骨脂、核桃仁补火助阳之力更甚；其二，善引药下行，以增强腰膝之效。

杂病 脱发白发

治血生发之二仙丸

中医认为，脱发的病因主要在肾肝。

肾藏精，其华为发。说的是肾主封藏人体五脏六腑之精华，肾精不充足就容易导致头发缺少营养供应，而引起头发脱落。

《素问》："肾气盛，齿更发长"。

肝藏血，发为血之余。说的是头发是血液的产物，血液充盈，头发自然饱满乌黑。

《诸病源候论》："若血盛则荣于须发，故须发美；若血气衰弱，经脉虚竭，不能荣润，故须发秃落。"

若是肝肾不足，气血亏虚，血液运行无力，自难上输到人体的颠顶，头发毛囊得不到血液的滋养，就容易萎缩，久而久之，就会引发脱发。

《医林改错》："皮里肉外血瘀，阻塞血路，新血不能养发，故发脱落。"

然而，脱发的问题并不局限于肝肾不足。

肺主气，司呼吸。肺是人体最主要的与外界交换气体的器官。若是吸入过多的废气，直接影响到浊气排出以及营养供应，头发又是身体末端的器官。肺主皮毛，肺损，很容易导致皮毛失养而脱发。

血虚、血瘀，毛发得不到滋养，容易脱落。血热也同样容易导致脱发。血热容易生风，风热随气上窜至头顶，毛根得不到阴血滋养，头发就会突然脱落。而血热者，女性偏多。有些女性朋友，本身发丝又黑又粗，可每次洗头的时候，总发现自己的头发一把一把地掉，头发明显减少，其实，这多由血热所致。

现在的生活节奏越来越快，工作压力也与日俱增，人们的焦虑也愈来愈多，忧郁积于心头，肝木失于疏泄，一来久郁生热，热极生风，二来肝木易生心火，肝风内动、肝火上炎，同样易致血热脱发。

加班加点的人多有熬夜的习惯，不仅生物钟遭到破坏，生活节奏被打乱，缺觉失眠，使头发得不到正常的养分和休息，积劳成疾，加之熬夜最易伤阴，阴血本就是头发养分之根本，阴血损耗一样容易造成脱发。

除此以外，造成脱发的原因还有很多。然而，诸多原因归于一点，与血相关，还是以血虚、血瘀、血热所致为主。血虚，则气血运行无力，难以上荣于颠顶而供给头发养分；血瘀，则气血瘀滞不前，供给头发养分的去路被堵塞，头发自然枯槁脱落；血热，如开水浇花，血热所致脱发也同样是这个原理。

由此可知，治疗脱发的大方向还是要治血。二仙丸，出自《古今医鉴》，功可活血、行血、凉血的方子。

二仙丸：侧柏叶、当归。两味药材，都是治血生发之良药。

《别录》："主吐血、衄血、痢血、崩中赤白。"侧柏叶虽以叶为名，但入药的部位除了它的叶子，还有它的枝梢。侧柏叶是一味苦寒的药材，苦能降泄、寒可清热，主入肝经血分，善清泄血中实热，为凉血之要药。此外，侧柏叶兼具涩味，涩可收敛，又入脾经，脾主统血。因此，侧柏叶长于抑制血热妄行于外而引发的出血问题，诸如小孩子流鼻血、妇女崩漏不止都是血热出血所致。

《珍珠囊》："头破血，身行血，尾止血。"当归味甘而浓厚，功专补血，但凡是血虚诸证都可以用当归来改善，前人素来便有"十方九归"的说法，说的是十张补血的方子，大概有九张方子都可以看到当归的影子。

然而，若单单只是补血，当归也称不上是"血中圣药"，其味辛而善行，又长于行血，因此，当归可以一边补血，一边疏通经脉而活血，补中有行，行中有补，既善补新血，又可化瘀血。

瘀血得除，新血得补，自然可以源源不断地向颠顶输送血液和养分，头发何来枯槁脱落？

若是气虚者，可酌加人参大补元气。

如果服用人参上火，再加用点清热解毒的金银花即可。或者将人参换成党参也可，党参和人参功效相似，但药效要比人参来得更弱一些。

探秘神奇的中药

血瘀甚者，可酌加三七、丹参等活血化瘀的药材；血虚甚者，当加用川芎、黄芪等行气行血的药材；血热甚者，宜加用生地、白茅根等清热凉血的药材。

须知，药物只能起到改善的作用，若是不及时更正自己不良的生活习惯，或是不注重生活环境，单靠药物，怕是不能尽如人意。

益肾养肝之二至丸

白发，是再正常不过的生理现象之一，肾为先天之本，发为肾之华；有诸于内，必形于外，肾脏作为先天之本，随着日复一日地运转，肾精终将有所损耗，而头发作为肾脏的外在表现，肾精亏虚，则须发生白。

另外，肝主藏血，发为血之余，肝血充足，则自能向上荣养须发。

那何来肝血不足呢？

肝五行主木，又为刚脏，肝旺则血热，肝血就容易亏虚。

二至丸，明代的《医便》，清代的《医方集解》都有记载。二至丸组成：墨旱莲、女贞子。那墨旱莲、女贞子为何联用以"二至"为名呢？

二至，说的是二十四节气中的夏至和冬至。墨旱莲夏季时分长势最为旺盛，药性也最为充足，一旦到了冬天就枯萎了，因此，墨旱莲常常夏季采收；女贞子恰恰相反，越是寒冬腊月，越是昂扬挺胸的高挂枝头，是故，女贞子通常于冬季采收。一味夏至采收，一味冬至采收，"二至"之名由此而来。

墨旱莲味甘、酸，入肝、肾经，中医讲，甘可补益，酸可收涩，素来便有酸甘化阴之说，望梅止渴的典故就是一个例子，肝藏血，肾藏精，肝肾本为人体精血储藏之重地，墨旱莲具有滋阴益肾养肝之效，多用于治疗肝肾阴虚之头晕目眩，须发早白，腰膝酸软等。

此外，墨旱莲性寒，入肝经血分，既可滋阴，又善凉血，给肝血降降温，肝血气化蒸腾的损耗自然就会降低，肝血不足的问题也得以改善。

总的来说，墨旱莲既能补肝益肾，给肾精肝血及时地补充生力军；又善凉血，减少体内肝血的损耗，补中有守，实为补肝肾之佳品。

女贞子味甘、苦，性凉，入肝、肾经，其味甘而善补，可补益肝肾之阴，然，其药性平和，须缓缓取效，女贞子性凉，可协助墨旱莲凉血。临床上多用女贞子治疗肝肾阴虚所致的须发早白，腰膝酸软，阴虚发热，

除此以外，女贞子还有明目之功效，视力减退，目暗不明都可以用女贞子来改善。

《本草蒙筌》："黑发黑须，强筋强力，多服补血去风。"

最后，作一简单总结，二至丸功善清上而补下，既能补肝血益肾精，又善滋水涵木以凉肝血，二至丸不仅可以调理白发问题，还可用于夜间尿频、疲劳乏力、腰膝酸软、头晕耳鸣、视物模糊等肝肾阴虚症状。

益精养血之七宝美髯丹

肾为先天之本，在华为发。肾气一旦亏虚，自然难以濡养我们的头发，中医还讲，发为血之余。血液又为人体输送营养之阴液，若是血瘀阻络，头发必然有失所养。

因此，不难发现，肾气虚弱，血瘀阻络为白发的主要原因。

今天向大家介绍一个既能补肾益精，又可活血祛瘀的方子——七宝美髯丹，出自《积善堂方》。

七宝美髯丹：制何首乌、枸杞子、菟丝子、当归、牛膝、补骨脂、茯苓。

制何首乌为何首乌以黑豆汁为辅料，或炖或蒸制后而得，也就是我们常说的制首乌，制首乌甘涩微温，不燥不腻，主入肝、肾经，中医讲，甘能补，涩能收，制首乌既可补肝肾、益精血，又能收敛精气，补中有守，实为滋补之良药；同时，制首乌也是治疗须发早白、早衰之要药，多用于肝肾精血亏虚之眩晕耳鸣、须发早白、腰膝酸软等证。

枸杞子味甘性平，入肝、肾经，中医认为，肝开窍于目，具有补肝肾、益精血、明目、止渴之功效，因此，枸杞子多用于肝肾不足所致的头晕目眩、视力减退、内障目昏、消渴等，为滋补肝肾精血之良药。

《本草正》有云："枸杞，味重而纯，故能补阴，阴中有阳，故能补气，所以滋阴而不致阴衰，助阳而能使阳旺。"

枸杞虽重在滋阴，但兼可助阳，为平补阴阳之良药。

菟丝子味甘性温，主入肝、肾经。肾主骨，肝主筋，肾充则骨强，肝充则筋健，菟丝子善补肝肾，温肾阳，多用于肾虚腰痛、腰膝酸软。肝开窍于目，菟丝子善益肾养肝，使精血上注而明目，多用于目失所养所致的目昏目暗，视力减退之证。菟丝子还入脾经，具有温补脾肾、助阳止泻之功效。

可见，菟丝子既能补肾阳，又能益阴精，不燥不滞，与枸杞子同为平补阴阳之良药。而与枸杞子不同的是，菟丝子重在温肾阳，而这恰恰与枸杞子重在滋肾阴相得益彰。

《本草汇言》："菟丝子，补肾养肝，温脾助胃之药也。但补而不峻，温而不燥，故入肾经，虚可以补，实可以利，寒可以温，热可以凉，湿可以燥，燥可以润。"

当归味甘温，性辛，温通质润，入肝、心、脾经，中医讲，甘能补，辛能行，因此，当归功善补血、活血而止痛，其味甘而重，是故专能补血；其气轻而辛，是故又能行血。补中有动，行中有补，诚为血中之气药，不失为"血中圣药"之美称。

凡是需要补血的方子里大都有当归，所以，也有"十方九归"之说。

牛膝味苦、甘、酸，性平，入肝、肾经，既善于补肝肾而强筋骨，又善活血通经。牛膝既可助制首乌壮肾水，又可协当归养血。

补骨脂是一味辛温的药材，入脾、肾经，功善补火助阳，兼具收涩之性，为治疗脾肾阳虚，下元不固之要药。

最后，再用一味茯苓，茯苓味甘性平，入心、脾、肾经，茯苓甘补淡渗，作用平和，无寒热之偏，利水而不伤正气，善将体内之阴浊以小

探秘神奇的中药

便的形式排出体外，此外，茯苓功善健脾而宁心安神，交通心肾。

值得一提的是，本方味厚滋腻，脾胃虚弱人群需慎用本方，或者使用本方之时加用四君子汤以健脾助运。

七宝美髯丹具有补益肝肾、乌发壮骨之功效。主治肝肾不足证。须发早白，脱发，齿牙动摇，腰膝酸软，梦遗滑精，肾虚不育等。临床常用于治疗中年人须发早白、脱发、牙周病，以及男子不育属于肝肾不足者。

养血补肝肾之桑麻丸

中医认为，肾为先天之本，生活中操劳过度，或是用力太甚，都会致使先天禀赋不足，后天精气则易亏损，肾中精气亏虚，阴液不足，则须发不荣，头发自然就会过早的变白。

《诸病源候论》："肾气弱，则骨髓枯竭，故发变白也。"

《医学入门》："因房劳损发易白。"

肾阴亏损致早白者，多见于中年人，偶尔也可见于青少年。肾阴亏损而致白发的人，同时还伴有头晕眼花，耳鸣耳聋，腰膝酸软，夜尿频数等症状。

然而少年白头，难道也是肾阴亏虚吗？

当然不是。

青少年血气正旺，阳气正盛，常见易邪热入血，蒸腾人体之津液，而致阴液损耗，须发失荣而早白。

《儒门事亲》："至如年少，发早白落，或白屑者，此血热而太过也。"

因此，少年白头，多见于营血虚热所致，同时伴有头皮灼热、瘙痒，有白屑脱落，或者常常虚烦不安，到了晚上容易失眠多梦，记忆力也不佳。

桑麻丸，出自《寿世保元》。中药成分：黑芝麻、桑叶。

黑芝麻始记于《神农本草经》："主伤中，虚羸，补五内，益气力，长肌肉，填髓脑。"《中国药典》2020版内也有记载："补肝肾，益精血，润肠燥。用于精血亏虚，头晕眼花，耳鸣耳聋，须发早白，病后脱发，肠燥便秘。"

中医认为，肝藏血，肾藏精，精血本为同源，是故肝肾同源，所以补肾的方子常常会加用补肝的药。同样的道理，补肝的方子也会加用一些补肾的药材。

黑芝麻味甘性平，主入肝、肾经，功善补肝肾而益精血，先天充足，须发早白的症状自然得以改善。

此外，黑芝麻是一味种子类药材，富含油脂，又入大肠经，善养血而润肠通便，一些老年人多为肠燥便秘，黑芝麻不失为年老或体虚之人的便秘之良药。

需要注意的是，黑芝麻是种子类药材，用时记得捣碎，可使有效成分得以煎出。

桑叶，正如其名，是一味叶类药材，其质轻清宣散，味甘、苦，性寒，入肝经，苦能通泄，寒可清热，具有清肝凉血，平抑肝阳之功效。

探秘神奇的中药

《纲目》："治劳热咳嗽，明目，长发。"

《本草从新》："滋燥，凉血，止血。"

多与菊花、白芍等清肝热，养肝阴的药材同用。

服用桑麻丸前需注意，因黑芝麻具有润肠通便之效，因此，大便溏泄人群应慎用。

肝肾双补之首乌延寿丹

我们的头发和肝肾功能密切相关。肝藏血，发为血之余，肝血亏虚，发失滋养，自生白发；肾藏精，其华为发，肾精不足，形于外者，而见白发。

此外，肾又为前人称为"先天之本"，所以，这也是人上了年纪头发慢慢花白的原因之一——先天得损。老年人群乌发当补肝益肾以补先天为先。

《诸病源候论》："肾主骨髓，其华在发，若血气盛，则肾气强，肾气强，则骨髓充满，故发润而黑；若血气虚，则肾气弱，肾气弱，则骨髓枯竭，故发变白也。"

然而，白发并非局限于老年人群，少年阳气充足，容易蒸腾体内的气血津液，久而久之，肝肾精血遭到亏损，同样难以上荣于头，滋养我们的毛发。因此，少年白头者，当滋阴凉血为主。

此外，长期从事脑力劳动的人群，学习任务重、工作压力大，肝气郁滞，过克脾土，脾伤而致运化失职，气血生化无源，同样也是早生华发的原因之一。因此，工作压力大、情志抑郁者宜疏肝解郁，以解脾土之困。

总之，不论是老年人也好，小孩子也罢，或是为生计疲于奔命的人，白发早生，说到底，主要还是肝肾精血亏损所致。

因此，治疗白发的大方向还是以补肝肾、养精血为主。

首乌延寿丹，出自《医方类聚》，是一个补肝益肾、阴阳双补、兼可清热的方子。主要成分：制首乌、女贞子、墨旱莲、生地黄、桑椹、黑芝麻、牛膝、菟丝子、杜仲、豨莶草、忍冬藤、霜桑叶、金樱子。

1. 益精填髓：制首乌、女贞子、墨旱莲、生地黄、桑椹、黑芝麻、牛膝

制首乌，即何首乌以黑豆为辅料，或炖或蒸炮制后而得。制首乌味甘、涩，性温，入肝、肾经，不燥不腻，是故，制首乌长于补肝肾、益精血，其涩性兼具收敛之性，而可收敛人体精气，实为滋补之良药，尤为治疗须发早白、早衰之要药。

女贞子、墨旱莲两味药材均入肝、肾经，能补肝肾之阴，阴血充足，须发自然得以濡养，常常相须为用，为治疗须发早白之常用药。墨旱莲味酸，且寒性大，一来能收涩体内的阴液，二来功可凉血热。女贞子虽养阴之力不及墨旱莲，但其作用平和，兼可清退虚热。

生地黄甘寒质润，主入肝经血分，为清热凉血之要药，既善凉血热，又可养阴生津。

桑葚、黑芝麻均能滋阴补血，两者性质平和，作用缓慢，为药食两用之佳品。其中，黑芝麻富含脂肪油，功兼润肠通便，一些体虚多病、久病的便秘人群尤善食用；桑葚性寒，既能养阴，又可清热，可助女贞子、墨旱莲、生地凉血热。

牛膝主要有两个作用：其一，牛膝味甘酸，入肝、肾经，善补肝肾精血，肝肾精血充足，须发自然得到濡养；其二，牛膝有个非常特别的功效——引血下行，将上热之血往下引，颠顶无血热蒸腾，滋养须发的精血自然充足。

2. 补肾助阳：菟丝子、杜仲

中医认为，阴阳相互为用，相互制约，是故，孤阴不长，孤阳不生。在滋阴的方子里加一点温阳药，是为了让滋阴之效更甚。前人有云："善补阳者，必于阴中求阳，则阳得阴助而生化无穷；善补阴者，必于阳中求阴，则阴得阳升而泉源不竭。"

此方中加入了菟丝子、杜仲两味温肾阳的药材。其中，菟丝子为甘温的药材，入肝、肾、脾经。既能补肾助阳以化阴液，又能助女贞子、墨旱莲共奏滋养肾阴之效，菟丝子不燥不滞，实为平补阴阳之良药。杜仲甘温，入肝、肾经，既善温补肾阳，又兼可补肝肾而益精血。

3. 祛风湿热：豨莶草、忍冬藤、霜桑叶

豨莶草、忍冬藤、霜桑叶均为苦寒的药材，方中主要是清泄里热而起凉血之效。豨莶草同时还具有祛风湿、利关节的功效，多用于风湿痹痛、筋骨屈伸不利者；忍冬藤，又名银花藤，善通利经络，多用于风湿热痹、关节红肿热痛、屈伸不利。霜桑叶，即经过打霜过的桑叶，清热解毒之功更甚，同时还兼具清肝明目的功效。

4. 收敛固涩：金樱子

金樱子味酸涩，收敛固涩住我们体内的津液。

全方阴中寓阳，具生发之性，补精血中兼祛邪舒络，正邪并顾。临床应用以头晕目花、耳鸣、腰膝酸软、须发早白等为辨证要点。若是气血不足者，可酌加人参、当归。若是肝肾不足、阴虚阳亢、风阳上扰者，可加用天麻、钩藤、牡蛎；若是精血虚弱、心神不宁者，宜加用酸枣仁、远志；若是小便夜间增多者，当酌加芡实、五倍子。

此外，脾胃虚弱、食少便溏者还须慎用。

痔　疮

凉血止血之槐角丸

　　痔疮并无男女的偏向，也无老幼之分，任何年龄阶段的男女皆可得病，其中，20~40岁的人群较为多发，并且随着年龄的增长而逐渐加重，故有"十人九痔"的说法。

　　生活上，有很多种情况可以导致痔疮。

　　首先，久坐、久站、劳累等使人体长时间地处于一种固定体位是引发痔疮的主要原因之一。长时间保持一个姿势，很容易影响体内的血液循环，气血运行不畅，气滞血瘀，久郁生热，是痔疮病发的原因之一。

　　其次，运动不足同样是引发痔疮的原因之一。运动相对或绝对的不足，就容易导致肠蠕动的缓慢，继而粪便下行同样容易迟缓，或因此而

下篇　中成药篇

225

习惯性便秘，而粪便中大都带着体内的热与毒，长时间的聚积在体内，热毒排不出去，同样也可导致痔疮发病率增高。所以跑长途的卡车司机、超市里的售货员、学校里的老师都是痔疮高发人群。

还有妇女在妊娠期，由于盆腔静脉受压迫，妨碍血液循环也常会发生痔疮。

痔疮是西医的说法，在中医的认知中，痔疮大都隶属于"肠风"的范畴之中。所谓"肠风"，说的是邪风入肠，久积热毒，湿热下注所致的便血。

《太平圣惠方》："大肠中久积风冷，中焦有虚热，风冷热毒，搏于大肠，大肠既虚，时时下血，故名肠风也。"

《证治汇补》："或外风从肠胃经络而入害，或内风因肝木过旺而下乘，故曰肠风。"

《杂病源流犀烛》："肠风者，肠胃间湿热郁积，甚至胀满而下血也。"

槐角丸，是一种功善清肠疏风、凉血止血的中成药：槐角、黄芩、地榆炭、防风、当归、枳壳。

1. 清肠泻火：槐角、黄芩、地榆炭、防风

槐角味苦而微寒，主入肝、大肠经，尤善清泄肝经、大肠之火而清热凉血，兼有润肠之功效，多用于治疗痔疮肿痛出血诸证。

黄芩味苦性寒，上入肺经，中入胃、胆经，下入大肠经，中医认为，苦能燥湿，寒可清热，是故，黄芩功善清热燥湿，泻火解毒。然，黄芩清热燥湿之中，尤善清泄上焦湿热，与我们刚刚讲的槐角一上一下，而清泄一身之火热。此外，黄芩兼入血分，能直折火势而凉血止血，为治疗热盛迫血妄行所致的便血之常用药。

地榆炭，即地榆炒炭之后所得，地榆味苦性寒而善降泄，味酸偏于收敛止血，炒炭之后，收敛止血的功效更甚。此外，地榆炭主入大肠经，其作用偏于下焦，功善泻火解毒敛疮，为治疗便血、痔血之要药。

防风，正如其名，有防风之用。防风辛散甘缓微温，功善散肠风而止血，为治疗肠风下血之常用药。

2. 养血润肠：当归

当归，在槐角丸里有三大作用。

痔疮多由血热便血、湿热下注所致。单单清泄火毒，凉血散瘀，体内瘀血阻滞的问题是得到改善了，可没有新血的补充，就很容易再引发出血虚的问题。因此，这里首先用到了当归养血补血的功效，此为其一。

生理上，通常排便的时候会持续用力，造成局部静脉内压力反复升高，静脉就会肿大。加上患有痔疮的人多由内热难泄、热结便秘所致。换而言之，这类人本就比健康人群通便要来得辛苦。当归质润，有润肠通便的功效，尤为适用体虚多病、久病的便秘人群服用。

此外，当归甘温，可制约槐角、黄芩、地榆的寒凉之性，以免过伤脾胃正气。

3. 破气消积：枳壳

槐角丸中最后用了一味枳壳，枳壳味辛、苦，性微寒，入脾、胃、大肠经，是一味理气药。枳壳和普通的理气药并不相同，其功善破气除痞，消积导滞。枳壳善将郁积纠结成一团乱麻的气机破开，直接往下清泄，加上其本就带着些许寒性，多用于治疗热结便秘诸证。

使用槐角丸，可根据患者的身体情况酌情加减中药：气虚甚者，可酌加人参、黄芪益气健脾；血瘀甚者，当加用丹参、乳香等活血化瘀的药材；血热甚者，当加用生地、白芍等收敛凉血的药材。

破血行气之益后汤

痔疮，不得不说是很多人的难言之隐，"十人九痔"，此话虽有些夸张，但也从侧面反映了痔疮这个疾病的普遍性。

痔疮是一种非常常见的肛肠科疾病，通常由于肛管或直肠下端的静脉丛充血或淤血并肿大，易在排便时出现出血、疼痛、肛门瘙痒等症状。

中医认为，但凡伴有红、肿、热、痛等症状，大都是湿热所致，所以痔疮大抵也属于湿热范畴。

那湿热从何而来？古代医家认为："因地气之湿热，又加酒热之毒。"

湿热在大肠并不能久留，势必将湿热流转于肛门处，而肛门为大肠之锁钥，未免有关门防范之意，湿热难以直出于门外，因此肛门无疑得承受住全部的湿邪和热邪。

久而久之，湿邪也好、热邪也罢，在体内蓄积成毒，中医认为，有毒必然外形，不生痔于肛门之内，必生痔于肛门之外，也就是我们常说的内痔和外痔，如果两者都有呢？那就是混合痔了。

如果这个时候，贸然用了黄连、黄芩、黄柏、龙胆等清热燥湿的药材，痔疮能不能治好呢？用药还需兼顾脾胃，这些清热燥湿的药材假道于脾胃，时间久了，脾胃必先受损，因为苦寒伤胃。

寻找一个既能利于清痔疮湿热、又不伤及脾胃的方子，显得尤为重要。

益后汤加减，原方出自清代名医陈士铎《辨证录》中的益后汤：莪术、三棱、白芍、地榆、山药、茯苓、薏苡仁。

痔疮多由肛管或直肠下端的静脉丛充血或淤血并肿大所致，本质就是气滞血瘀，所以行气活血势在必行，然而痔疮的形成并非普通的活血行气药就能化解，用药的力度应比活血、行气更甚的，中医称之为破血、破气。

莪术、三棱就是一组非常经典的善于破血行气、消积止痛的药对，同为破血消癥之要药。

若是非要说出一些两者的区别，莪术善于破气，三棱善于破血，一个偏于走气分，一个偏于走血分，让体内的气血都活起来。

白芍味甘酸、苦，性微寒，入肝经，功善养血柔肝，补阴抑阳。

莪术、三棱破血行气；白芍，善养肝血，把体内损耗的精血补益回来。

山药味甘性平，入脾、肺、肾经，既可补气，又能养阴，为平补气阴之良药，其性无寒热之偏，药性缓和，既可协助白芍养阴，又可缓和莪术、三棱之峻猛，而不伤正气。

地榆是一味苦寒、偏酸的药材，中医讲，酸主收敛，地榆长于凉血收敛止血，且作用偏于下焦，为治疗便血、痔血、血痢要药，多与槐花、栀子等同用，以清热凉血止血。

破血、行气、养阴、凉血，最后再用一味茯苓配上薏苡仁，茯苓、薏苡仁具有利水渗湿的功效，把体内的湿热都以小便的形式排出体外。

此方利水而去湿热，既无伤脾胃，复有益肛门，鱼与熊掌兼得。

结　节

活血消痈散结之小金丸

中医认为，肝在志为怒。老生气，就容易伤肝。肝主疏泄，若是肝失疏泄，气机不畅就容易郁结，气行不畅，就难以推动血液的运行，久而久之，气滞血瘀就容易生痰，痰湿凝结成核，血瘀凝结成块，也就是我们所说的结节和囊肿了，在中医的范畴中，将之称为瘰疬、瘿瘤、乳岩、乳癖。

因此，治疗结节、囊肿当以消痈散节、活血化瘀、通经活络为主。

小金丸，散结消肿，化瘀止痛功效。主要组成：麝香、木鳖子、枫香脂、香墨、草乌、乳香、没药、五灵脂、当归、地龙。

1. 消痈散结：麝香、木鳖子、枫香脂、香墨

麝香，即是雄性麝香囊中干燥的分泌物。麝香味辛性温，气极香，入心、脾经，功善散结消肿，活血止痛。其性走窜，性甚烈，善通行血中淤滞，开经络之壅遏。简单讲，麝香走窜通络，散结开壅。

木鳖子苦中带着一丝丝的甘味，性凉，功善散结消肿，攻毒疗疮。多用于疮疡肿毒，乳痈，瘰疬，痔瘘，干癣，秃疮，为消痈散节之良药。

枫香脂辛而微苦，入脾、肺经，善调气血，而消痈疽。香墨味辛香，性平，长于消肿化痰。两药联用，可助麝香、木鳖子散结消肿。

2. 散寒止痛：草乌

草乌辛苦而大热，上入心经、中入脾经、下入肝、肾经，具有温经散寒止痛之功效，既善治疗风寒湿痹、拘急疼痛，又可改善寒湿头疼、心腹冷痛等症。除此之外，草乌还可麻醉止痛，用于局部麻醉等。

3. 活血化瘀：乳香、没药、五灵脂

乳香、没药是一组药对，原产于索马里和埃塞俄比亚，为舶来品，所以合用的时候，称之为海浮散，意为漂洋过而来。又由于它俩都具有消肿生机的功效，海浮散可用于治疗疮疡溃破，久不收口。

乳香、没药都是树脂类药材，是树木分泌出的一种油脂，最初被一些贵族拿来做香料，后来才开始入药。乳香和没药功效相似，都具有散瘀止痛、消肿生机的功效。

它们的区别在于乳香味偏辛，善于走窜，可行气通滞，伸筋，治疗痹症多用；没药呢，偏于散血化瘀，治疗血瘀气滞较重之胃痛多用。

五灵脂苦甘温通疏泄，主入肝、脾经，中医讲，肝藏血，脾统血。

所以，五灵脂善活血止痛，为历代医家视为治疗血瘀诸痛之要药，因此单味药材效果也较为显著。

若是治疗脘腹疼痛如刺，常常会配伍上延胡索、没药、香附等理气止痛的药材；若是治疗闭经、痛经、产后腹痛等症，常会配伍上当归、益母草等药材，以活血调经；若是治疗骨折肿痛，可与乳香、没药等药材同用。

五灵脂还有化瘀止血的功效，多用于妇女血瘀崩漏，月经过多，色紫多块，少腹刺痛，可单用，也可配伍上三七、蒲黄、生地等止血药材同用，而加强化瘀止血之力。

4. 通经活络：当归、地龙

当归甘温质润，长于补血，为补血之圣药，是历朝历代医家尤为钟爱的药材之一。当归不仅有甘味，能补血，它还有一些许的辛味，辛能行能散，所以当归也擅长活血行滞而止痛，为补血活血，调经止痛之要药；此外，当归性温，因此，一些血虚、血瘀有寒的人群也尤为适合用当归来温补一下，血脉一畅通，疼痛等不适自然就会缓解。

地龙，也就是我们常说的蚯蚓，其味咸而性寒，性善走窜，可助当归通行经络。

疏肝散结之四海舒郁丸

甲状腺位于人体颈部正前方的位置，在喉结下方，形似蝴蝶，是人体最大的内分泌腺。甲状腺结节非常的常见，大多数的甲状腺结节并不严重，很少会引起严重的症状，所以，一旦体检提示有结节，但未提示异常，一般并不需要太过担心，定期复查即可。

那么，甲状腺结节从何而来呢？

甲状腺结节在中医认知中，多属"气瘿"的范畴。

随着社会的高速发展，生活节奏越来越快，工作压力也与日俱增，很多人经常会发生情志抑郁不畅的情况，容易导致甲状腺结节的形成。还有年轻人有熬夜的习惯，熬夜最易伤阴。

中医认为，白天为阳，夜晚为阴。晚上本应是让身体休养生息的，这个时候若是长时间的熬夜，日夜颠倒，容易伤阴耗液，炼而为痰，加之阴不制阳，虚阳浮越，热毒侵袭而致气瘿。甲状腺结节多由情志不畅、肝气郁结而致体内风痰，热毒滋生。

四海舒郁丸，出自《疡医大全》，既能疏肝理气而化痰，又可软坚散结。主要组成：青木香、陈皮、海蛤壳、海藻、海带、昆布、海螵蛸。

1.理气化痰：青木香、陈皮

青木香味辛、苦，辛能行散，苦能通泄，中医称之为辛开苦降，加之其味清香，可将郁结于内的气机疏散开来。

青木香既入肝经，善疏肝理气而止痛，又入胃经，可治疗肝木过克脾胃而致的脾胃健运失司，实为治疗肝胃不和所致的气滞诸证。

此外，青木香性微寒，兼可化解久郁所致的内热。

陈即陈久之意，"陈久者良"，陈皮由此而得名。陈皮即久置的橘皮。脾主健运，脾虚则健运失司，痰浊滋生，因此脾为生痰之源。陈皮味辛温，气芳香，功善行气止痛，健脾和中，燥湿化痰，为理气健脾之良药。

2. 软坚散结：海蛤壳、海藻、海带、昆布

海蛤壳、海藻、海带、昆布这四味药材均为来自大海里的药材，这四味药材长时间地浸泡在海水里，自带咸味。

中医认为，咸能软坚散结。说的是咸味的食物和药材可以把体内的痰浊或是瘀血聚积而成的有形病症软化消散。

《素问》："心欲软，急食咸以软之。"

其中，海蛤壳性偏寒，善清化痰火，为治疗痰火互结之常用药。

海藻、海带、昆布均为清热消痰之常用药，多用于瘿瘤、痰核、瘰疬。

3. 收敛固涩：海螵蛸

海螵蛸，是乌贼干燥的内壳。海螵蛸味涩，主入肝经血分，涩能收敛。

若是气血不足者，可酌加人参、当归理气活血；若是忿郁恼怒者，可加用柴胡、香附、郁金等疏肝解郁的药材；若是肿块疼痛者，当加三棱、莪术、元胡等破血逐瘀的药材；若是胸闷、发憋者，宜加用菖蒲、瓜蒌等祛痰药。

扶正化痰祛瘀之散结方

"痰"，主要是由于体内水湿不化所酿生。多由外感诸邪、饮食不节、内伤七情等引起肺、脾、肾各脏气化功能失常所致。

中医认为，肺为相傅之官，主治节。说的是肺在五脏六腑之中的位置最高，就像是宰相一样，掌管着我们人体的呼吸、治理和调节气血运行及脏腑的功能活动。肺失宣降，气血运行就容易紊乱，津液不化，凝聚成痰。

中医还认为，脾主运化：一是运化水谷精微，将食物中的营养物质顺利地向五脏六腑输布；二是运化水湿，配合肺、肾、三焦、膀胱等脏腑，维持水液代谢的平衡。若是脾气虚弱，运化无权，水湿内停，则同样会聚生成痰。

此外，肾为水脏，主开阖。说的是它在调节体内水液平衡方面起极为重要的作用。我们体内水液的潴留、分布与排泄，主要是靠肾气的"开"和"阖"。若是肾气亏虚，肾阳虚损，开阖有失，水湿就容易上泛，也是体内化生成痰的原因之一。

"瘀"，主要说的是血瘀，是指离开经脉之血不能及时消散和瘀滞于某一处，或是体内血流不畅，运行受阻，郁积于经脉或器官之内而呈现的凝滞状态。

"痰"和"瘀"往往不是单独存在。"痰浊"流窜于经脉而淤堵气血的运行，就容易引发"血瘀"；"血瘀"郁积日久，则易生热而灼伤津液，酿而成湿，聚而成"痰"，临床称之为"痰瘀互结"。

散结方，功能祛邪扶正、化痰祛瘀。主要组成：牡蛎、白芥子、白英、王不留行、三棱、莪术、醋北柴胡、黄芪、炙甘草。

1. 软坚散结：牡蛎、白芥子、白英

药材牡蛎，指的是牡蛎的壳。

牡蛎常年生活于海水中，所以它的贝壳也因长时间浸泡在海水中而味咸，加之其性微寒，因此，牡蛎既具有软坚散结的功效，可化解体内的痰湿而散结；又兼具清热之效，实为软坚散结之良药。

白芥子，即芥菜的种子，其味辛辣，我们体内有一些"易守难攻"的地方，诸如，皮里膜外，必得用上白芥子才可以。白芥子主入肺经，肺主皮毛，辛辣之味可诱发皮里膜外之湿而化痰，前人称白芥子"善清皮里膜外之痰"。

白英全草皆可入药，功善清热利湿，消肿解毒。既善清除内热，又可化湿浊而祛痰。现多用于肿瘤治疗，而结节大都为良性肿瘤，因此，白英用在这里尤为适合。

2. 破血行气：王不留行、三棱、莪术、醋北柴胡

王不留行，其味苦而善疏泄，主入肝经血分，善通利血脉，行而不住。结节的本质主要就是痰瘀互结，经络不通。王不留行正是一味可以把不通的经络打通的良药。

三棱、莪术是一组非常经典的药对，均长于破血行气、消积止痛，同为破血消癥之要药。

若是非要说出一些两者的区别，三棱善于破血，偏于走血分，莪术善于破气，一个偏于走气分，两者相须为用，让体内的气血都活起来。

王不留行、三棱、莪术三味药材化瘀，柴胡入肝经，尤善疏肝解郁，醋制之后，更可助药性入肝经。在此方中起到疏肝理气的作用。

3. 益气和中：黄芪、炙甘草

黄芪味甘温，主入脾、肺经，既善补益脾肺之气，有"补气之长"的美称，又善升举阳气，其补气之中，兼具升发外达之性以助卫气固表，卫气充盈，外邪自不可干。

最后，用一味甘草，来调和诸药峻猛之药性，以防损伤脾胃正气。

清肝泻火散结之内消瘰疬丸

结节和囊肿是从何而来的？中医认为，肝主疏泄，肝气郁结，气滞血瘀，邪热内生，久而久之，无形之火易化而成有形之痰，痰火互相交结，瘰疬、瘿瘤由此而生。因此，治疗结节、囊肿，首当清肝泻火，消痈散结。

内消瘰疬丸，可用于治疗结节、囊肿。主要成分：夏枯草、白蔹、连翘、玄参、大青盐、海藻、浙贝母、蛤壳、天花粉、枳壳、当归、地黄、桔梗、薄荷、熟大黄、玄明粉、甘草。

1. 泻火消痈：夏枯草、白蔹、连翘

《本草纲目》："夏枯草为夏至后即枯，盖禀纯阳之气，得阴气则枯。"

夏枯草寒能清热，苦能泻火，因此可以清热散结消肿，为治疗痰火凝结之瘰疬、瘿瘤之要药。

白蔹、连翘均为苦寒的药材，功善清热解毒，消痈排脓而敛疮。

2. 软坚散结：玄参、大青盐、海藻、蛤壳

《黄帝内经》最早提出"咸软"之说，后金代张元素将之解释为"咸能软坚"，并引申为"软坚散结"之意。

顾名思义，说的是咸可将坚硬之物软化，并将郁结散开。玄参、大青盐、海藻、蛤壳四味药材均具咸味，四药同用，将体内的结节、囊肿软化散开。

3. 化痰消痈：浙贝母、天花粉

浙贝母味苦性寒，入心、肺经既善清火散结，以消火郁而治瘰疬、结核，多与玄参、牡蛎相配伍，又长于化痰消痈，配合引经药同用，可消诸痈。

川贝母和浙贝母功效相似，均能清热散结，化痰消痈。然而川贝母质润，多用于肺燥、虚劳久咳；浙贝母以清热化痰，开郁散结之功见长。

天花粉功善消肿排脓，可助浙贝母清除结节、囊肿中的痰浊。

4. 行气活血：枳壳、当归、地黄

枳壳长于理气宽中，消胀除痞，其作用缓和，理气不伤正。

当归甘补辛行，温通质润，入心、肝、脾经，当归气轻而辛，故能行血；味甘而重，故能补血，补中有动，行中有补，为血中之气药。

地黄功善滋阴补液，可协助当归，补益破瘀之后的新血。

5. 引药上行：桔梗、薄荷

桔梗、薄荷味辛而发散，轻扬升散，善引诸药上行。此外，桔梗功兼祛痰排脓，可助浙贝母化痰。

薄荷味辛凉，功兼疏肝解郁，可助夏枯草清肝泻火。

6. 泻下攻积：熟大黄、玄明粉

体内的痰浊，瘀血即除，当予之寻一出路。熟大黄、玄明粉功善泻下，可将一身之阴浊排出体外。

7. 调和诸药：甘草

最后再用一味甘草，既可缓解峻猛之力，又可调和诸药。

清肺泄热化痰之金嗓散结丸

声带小结是慢性喉炎的一种，指两侧声带边缘前中1/3交界处出现对称性结节样增生，妨碍声门闭合致声音低粗不利，甚则嘶哑失声。多因长期用声不当或用声过度所致。声带小结的主要症状大致包括声音嘶哑，咽喉干痒疼痛。声带小结多见于职业用嗓者或者喜欢大声喊叫、发声不当的人群。又有人称之为歌唱家小结或者教师小结。

声带小结是西医的说法，在中医认知中属于"声嘶"范畴。多因说话失度，过久过劳，伤气动火，致气血瘀滞，痰浊凝聚而成。

金嗓散结丸，功善清热利咽、活血化瘀、软坚散结。主要组成：马勃、木蝴蝶、蝉蜕、板蓝根、桃仁、红花、三棱、莪术、丹参、浙贝母、鸡内金、玄参、金银花、蒲公英、麦冬、泽泻。

1. 清咽开音：马勃、木蝴蝶、蝉蜕、板蓝根

中医认为治疗上焦的病证，应该用轻浮升散的药材，就像羽毛一样，酌用少许就可以直达头目。

声带小结的病证位于咽喉，喉为肺之门户，所以这里首先用到了马勃。

马勃是真菌类药材，长得和蘑菇有几分相像。入药部位是其干燥的子实体，味辛性平，轻清升扬，直达肺经，长于清热解毒、利咽消肿，为治疗喉咙肿痛、咳嗽失音之要药。

木蝴蝶，又名千层纸，不论是叫木蝴蝶也好，叫千层纸也罢，说的都是木蝴蝶这味药材薄如蝶翅，或是薄如纸。其性轻清升扬而入肺经，苦味之中夹带着些许甘甜，性偏凉，因此，木蝴蝶功善清肺热而利咽喉，多用于肺热所致的咽痛、喑哑。

蝉蜕，又名蝉衣，即蝉脱落的皮壳，其味甘而性寒，轻浮宣散，主入肺经，长于开宣肺气而疏散风热、利咽喉而开音，为治疗咽痛音哑之常用药。

板蓝根，味苦性寒，功善清热解毒、凉血利咽，为治疗咽喉肿痛之常用药。

2. 活血散瘀：桃仁、红花、三棱、莪术、丹参

桃仁、红花功效相似，主入心、肝经，均为活血化瘀的常用药，常常相须为用，多用于血瘀诸证。

其中，桃仁苦味之中夹带着些许甘甜，性平质润，破除体内的瘀血之余，功兼生新血之效，以防瘀血尽除而致血虚。此外，桃仁又是一味种子类药材，富含油脂而长于润肠通便，一些体虚多病或是久病的便秘人群皆可选用。

红花辛散温通，质轻而浮，长于活血，一些老年人脸上的老年斑，或者是黄褐斑等均可选用红花来改善。

三棱、莪术又是另一组非常经典的药对，长于破血行气、消积止痛，同为破血消癥之要药。若是非要说出一些两者的区别，三棱善于破血，偏于走血分，莪术善于破气，一个偏于走气分，两者相须为用。

丹参，其味苦而性寒，尤善活血化瘀，前人素有"一味丹参饮，功同四物汤"的说法。但凡是需要活血化瘀的方子，大都会看到丹参。

临床现有很多制成中药注射剂的丹参制剂，诸如丹参注射液、丹参多酚注射液等等。

3.软坚散结：浙贝母、鸡内金、玄参

咽喉是肺的门户，肺热循经上攻，首先就会走到咽喉。热病灼伤津，炼津为痰，炼血为瘀，痰瘀互结日久，无形易化生有形，卡在咽喉，就容易形成我们所讲的结节或是息肉。

贝母大致有两种，一种叫川贝母，一种叫浙贝母，两种贝母功效相似，均具有清热化痰、散结消痈的功效。前者长于清热化痰止咳；后者功偏化痰散结消痈，用于声带小结，当选浙贝母。浙贝母味苦性寒，主入肺经，喉咙里痰瘀互结而成的肿块自然可以消散开来。

鸡内金是鸡体内砂囊的内壁，有极强的消食功能。鸡内金可以消积化食，是难得的良药，身体内的结节息肉，鸡内金也能治疗，为消各种积聚之良药。

玄参味甘苦而寒，入肺、胃、肾经，其苦寒之味既善清泄营血之热，甘寒之性又可养阴降火、生津润燥，是一味滋阴良药。因为玄参味偏咸，中医认为咸可软坚散结，因此，玄参一边滋阴清热，一边散结消肿，咽喉肿痛之常用药。

4. 滋阴泄火：金银花、蒲公英、麦冬、泽泻

金银花初开之时，花色为白，经一二日后，由白转黄，金银花一蒂结二花，二花争先而开，刚开的白花刚刚转黄，另一朵白花又开了，远远望去，一金一银，风中摇曳，金银花因此而得名。

金银花的花朵之所以会出现变色，主要还是因为金银花晒干之后，花中所含的绿原酸暴露在空气中，发生氧化反应而变色，导致原本黄色或白色的花朵全都变成偏黄绿色。

金银花是一味清热药，但与黄芩、黄连、栀子等清热药不同，金银花味不苦，还有一点甘甜，所以金银花的口感还是很不错的，金银花性偏寒，临床上常常将金银花用于外感风热，温病初起。

清代著名医家吴鞠通在《温病条辨》中就多有用到金银花。金银花轻清升散，为辛凉轻剂，既入肺经，可助肺气宣发，清肺经之邪以疏风透热，若是邪气深入，金银花还兼有透热转气之效，中医称之为"透邪"；又入心、胃经，泄心胃之热以清热解毒，既不损伤正气，又灵动活泼，而醒脾胃，实为清热解毒之良药。

蒲公英同金银花一样，同为甘寒之药材，夹带着些许苦味，功善清热解毒，散结消痈。

麦冬入心、肺、胃经，可助玄参养阴生津润燥，清泻相火。

最后用一味泽泻，泽泻甘淡性寒，入肾、膀胱经，既善清热，又长于利水，可将热邪从小便而出。

诸药合用，活血化瘀、清热泻火、散结消痛以清利咽喉，声音恢复嘹亮，是故得名"金嗓散结丸"。

理气化痰散结之攻坚汤

攻坚汤，临床常用于治疗结节，出自名老中医刘绍武之手。主要组成：夏枯草、苏子、牡蛎、王不留行。

《本草纲目》："夏枯草为夏至后即枯，盖禀纯阳之气，得阴气则枯。"

夏枯草是一味苦寒的药材，寒能清热，苦能泻火，因此，夏枯草可以清热散结消肿，为治疗痰火凝结之瘰疬、瘿瘤之要药。此外，夏枯草入肝、胆经，肝开窍于目，夏枯草又具有清热泻火之功效，临床常常用夏枯草治疗肝火上炎所致的目赤肿痛、头痛眩晕，配伍上菊花、决明子等药材，可加强清肝明目之功效；配伍上当归、生地、白芍等补血凉血的药材，治疗目珠疼痛、日久阴血受损人群。

苏子是一味种子类药材，花升子降，所以苏子具有降气化痰的功效，为治疗痰壅气逆之要药。苏子富含油脂，入大肠经，具有润燥滑肠之功效，可降泄肺气以助大肠传导，为治疗肠燥便秘之要药。方中加入苏子，气一降，那些附着在脏腑经络里的痰浊就能通过大便排泄出去。

王不留行味苦性平，入肝、胃经，王不留行味苦而善疏泄，主入肝经血分，善通利血脉，行而不住。王不留行于上，可疏通肝胆，通利血脉而通乳汁、消痈，多用于女性产后因肝胆气机不顺所致的乳汁不通；于下，可通经脉，利尿通淋，多用于热淋、血淋、石淋诸证。

牡蛎长在海里，吸收了海水的咸味，牡蛎味咸涩，性微寒，中医认为，咸味的药物或者食物有软坚散结的作用。牡蛎可以把体内的结破开，破开以后再把里面的痰浊驱散，多用于痰核、瘰疬、癥瘕之证。

值得一提的是，牡蛎的用药部位是贝壳，质重而沉降，使用前需将其打碎，并先煎，以保证其有效成分的煎出。

疏肝理气散结之柴胡散结汤

中医认为，肝五行属木，主疏泄，喜条达，恶闭滞，肝气一旦郁滞，体内气机受阻，气滞则血瘀，久而久之，无形化为有形，体内痰浊由此而生。

柴胡散结汤，出自当代中医大家印会河老先生，功能活血祛瘀、化痰散结。主要组成：柴胡、夏枯草、丹参、赤芍、当归、玄参、牡蛎、贝母、海藻、昆布、海浮石、牛膝。

1.疏肝解郁：柴胡、夏枯草

柴胡味苦、辛，性微寒，入肝、胆经，苦能降泄，辛能行散，于外可以发散肌表之风寒，让外感风邪、寒邪无从入侵我们的体内；于内可以疏散郁结之气，让我们的身体气机畅通无阻。

夏枯草生于冬季，长于三春，等到了夏天，就开始枯萎，所以古人称之为夏枯草。其自身所具有的辛散之性，能行能散，可以把体内的结节打开。

除了辛味，夏枯草还是一味苦寒的药材，寒能清热，苦能泻火，因此，夏枯草可以清热散结消肿，为治疗痰火凝结之瘰疬、瘿瘤之要药。

此外，夏枯草入肝、胆经，肝开窍于目，又具有清热泻火之功效，临床常常用夏枯草治疗肝火上炎所致的目赤肿痛、头痛眩晕，配伍上菊花、决明子等药材，可加强清肝明目之功效；配伍上当归、生地、白芍等补血凉血的药材，治疗目珠疼痛、日久阴血受损人群。

2. 活血化瘀：丹参、赤芍、当归

丹参、赤芍、当归都是活血化瘀的药材，尤善祛除体内血瘀，其中丹参长于化瘀，素有"一味丹参饮，功同四物汤"之说，为活血化瘀、妇科调经之要药。

赤芍长于凉血，主入肝经，具有清泻肝火之效，多用于肝热所致的目赤肿痛。

当归长于养血，素有"血中圣药"之美誉，为补血要药，多用于血虚诸证，但凡是补血的方子，多有用到当归，因此，也有"十方九归"之说。

3. 化痰散结：玄参、牡蛎、贝母、海藻、昆布、海浮石

玄参、牡蛎、贝母其实是一个散结的小方子——消瘰丸。

消瘰丸是清代名医程钟龄的方子，用于治疗瘰疬，也就是我们常说的脖子上的一些瘤结。玄参味偏苦咸，具有泻火解毒，软坚散结之效，

探秘神奇的中药

多用于咽喉肿痛，瘰疬疮痈；贝母味偏苦寒，具有清热化痰，解郁散结之功，多用于瘰疬、乳痈、肺痈、疮痈等；牡蛎味咸、涩，性微寒，具有平肝潜阳、软坚散结之用，多用于痰核、瘰疬、癥瘕积聚等证。

三者合而用之，对瘰疬早期有消散之功，病久溃烂者，亦可应用。

昆布和我们平时常吃的海带很像，它和海藻都是海产品，味咸，性寒，具有消痰散结的功效，但凡是瘿瘤瘰疬，也就是我们现在常说的结节、增生和身体上的各种包块，昆布和海藻常常配伍在一起使用，以增强疗效。

海浮石，正如其名，放在水里，自己就会浮起来，质轻，味咸性寒，功善清热化痰，软坚散结，既能治疗痰火凝结诸证，又可消老痰胶结积块，和昆布、海藻一样，是一味消痰散结的良药。

4. 引血下行：牛膝

牛膝有一个非常特殊的功效，引血下行，它可以把上半身的火瘀往下引。此外，牛膝还具有利尿通淋的功效，把上半身引来的各种火、瘀、痰以小便的形式排出体外。不仅如此，牛膝功善活血通经，一些妇科的问题，诸如子宫肌瘤，月经不调都可以用牛膝来改善。

我们体内的大多数结节都是体内气机不畅所致，如临床常见的心塞、胸闷等症。普通的气滞用一些理气药就能化解，然而气滞久了，就会生痰、生瘀，也就有了我们常说的结节、增生等。此外，保持心情舒畅，少生气，也有助于此类病症的改善。